国医大师潘敏求肿瘤防治丛书

乳腺癌中西医防治与康复管理

名誉主编 潘敏求 黎月恒
主　编 曾普华 邓天好 郜文辉

学苑出版社

图书在版编目（CIP）数据

乳腺癌中西医防治与康复管理 / 曾普华，邓天好，郜文辉主编. -- 北京：学苑出版社，2025.8. -- （国医大师潘敏求肿瘤防治丛书 / 潘敏求主编）. -- ISBN 978-7-5077-7286-9

Ⅰ. R737.9

中国国家版本馆 CIP 数据核字第 2025M7L112 号

出 版 人：洪文雄
责任编辑：黄小龙
出版发行：学苑出版社
社　　址：北京市丰台区南方庄 2 号院 1 号楼
邮政编码：100079
网　　址：www.book001.com
电子邮箱：xueyuanpress@163.com
销售电话：010 - 67601101（销售部）、010 - 67603091（总编室）
印　刷　厂：北京建宏印刷有限公司
开本尺寸：880mm × 1230mm　1/32
印　　张：9.375
字　　数：205 千字
版　　次：2025 年 8 月第 1 版
印　　次：2025 年 8 月第 1 次印刷
定　　价：68.00 元

编委会

名誉主编
潘敏求　黎月恒

主　　编
曾普华　邓天好　郜文辉
副 主 编
黄洁雅　何　丹　刘　珍
编　　委（按姓氏笔画排序）
王智槟　龙文敏　杨仁义　杨稳聪　吴　玲
余孝鹏　张婧婷　陈红瑶　周红乔　胡　炬
徐思远　黄　威　熊　倩　蒯慧颖

内容概要

乳腺癌是全球常见的恶性肿瘤之一。乳腺癌的发生、发展涉及多种因素，如乳腺增生、心理状态、遗传因素、孕产次数、饮食习惯、生活习惯、年龄、烟酒史等。防治乳腺癌，重在早诊早治。西医治疗方面，乳腺癌需根据分期和分型并结合其他风险评估因素和患者耐受性来制订全面合理的综合治疗方案，治疗手段主要包括手术、放疗等局部治疗和化疗、内分泌治疗、靶向治疗等全身治疗。中医治疗则以整体观念与辨证、辨症、辨期相结合论治，与西医治疗相辅相成，可进一步缓解乳腺癌患者症状，提高患者生活质量，延长其生存时间，进而改善疾病预后。

本书聚焦于乳腺癌的诊疗现状，充分发挥中西协同、精准医学、整合创新的优势，集诊断、治疗、康复、预防于一体，按照"初识篇、预防篇、筛查篇、诊断篇、治疗篇、康复篇、中药篇、方证篇、附录"的顺序深入浅出地介绍了乳腺癌的中西医防治与康复管理，旨在为广大乳腺癌患者、家属及健康人群提供科学的防治与康复知识。读者通过阅读本书，能从中获得实用的抗癌知识，做到早期自我管理和筛查，从而降低患乳腺癌的风险。

序

乳腺癌作为女性常见的恶性肿瘤之一，严重威胁着女性的健康。据2024年4月《临床医师癌症杂志》发布的由世界卫生组织国际癌症研究机构和美国癌症学会联合编制的全球癌症统计报告2022年版显示，2022年全球185个国家中乳腺癌的新诊断例数为230.89万例（11.6%），为全球第二。在乳腺癌的防治与康复管理方面，中西医各有优势，将二者结合可以产生"1+1>2"的"双赢"作用。

本书为《国医大师潘敏求肿瘤防治丛书》分册之一，着重探讨乳腺癌这一病种，并力求中西医并重，深入浅出地阐述了乳腺癌的理论知识及中西医结合在乳腺癌的预防、治疗和康复方面的内容，充分体现了中西医协同干预乳腺癌的优势，为乳腺癌患者提供了一条更为科学的健康之路。

西医通过精准、系统的治疗能够迅速控制病情，减轻患者痛苦；而中医则注重调理患者体内环境，提高机体免疫力，预防乳腺癌的发生，或减轻西医治疗带来的毒副作用，还可促进患者的康复。二者相辅相成，相得益彰。在乳腺癌的治疗和康复过程中，中医药发挥着举足轻重的作用。中药、针灸、推拿等方法可以帮助患者恢复体力、调节情志、提高生活质量。此外，中医还强调饮食调养和锻炼康复的重要性，这些措施在西医治疗和患者康复过程中具有积极意义。然而，中西医结合防治乳腺癌并非易事。关于从中西医结合的角度提高肿瘤的综合防治和康复能力方面，我们在临床工作中一直是边思考边实践，力求强化"预防、早期筛查、中西医结合治疗、促进康复"的理念，并构建出"以人为本、防治并举、精准医疗、规范诊疗、全程管理和全面康复"之中西医整合肿瘤防控体系。此外，患者也需要积极配合治疗，树立战胜疾病的信心。如此，我们才能更好地发挥中西医结合防治乳腺癌的优势，从而为更多的乳腺癌患者带来福音。

在此，我衷心希望本书能够为广大读者提供有益的参考和借鉴，使更多的乳腺癌患者了解并受益于中西医结合疗法。同时，我也期待更多的医学工作者能够投身于中西医结合的研究与实践之中，共同推动中医药事业的繁荣发展。

国医大师 潘敏求
2024年6月10日于长沙

前　言

21世纪以来，女性乳腺癌发病率与死亡率整体呈现上升趋势。在很多国家，乳腺癌已经成为最常见的恶性肿瘤之一。因此，我们面临的癌症防治形势越来越严峻。随着精准化治疗的不断进步，乳腺癌全程化、全方位的管理理念越来越受到人们的重视，而中医药逐渐成为乳腺癌多学科综合精准治疗策略中不可忽视的组成部分。

临床上治疗乳腺癌常运用手术、化学药物治疗、内分泌治疗及靶向治疗等手段，疗效确切，但是这些治疗方法在控制病情的同时也给患者带来了不小的不良反应，甚至有部分患者因无法忍受而拒绝治疗，严重影响了患者的生活质量与生存时间。此外，我国乳腺癌筛查工作起步较晚，实现乳腺癌"早筛、早诊、早治"的目标任重道远。"中西协同，上下联动"的乳腺癌防治机制为解决乳腺癌防治问题提供了新思路与新方法，基于此，我们呼吁广大基层医务工作者积极参与癌症防治行动，共同响应樊代明院士提倡的"肿瘤防治、赢在整合"理念，以"防-筛-诊-治-康"为计，以"评-扶-控-护-生"为法，重点聚焦恶性肿瘤的发病和诊疗现状，充分发挥中西协同、精准医学、整合创新的优势，积极开展肿瘤中西整合、未病防治、早筛早诊、精准医疗、规范诊疗、全程管理、全面康复等工作，高质量推进"防-筛-诊-治-康-管"全人群、全生命周期的癌症防治工程。

我们在诊疗工作中常常遇到乳腺癌患者及家属来咨询相关问题，也看到了部分患者及家属因缺乏一定的肿瘤知识而产生许多不必要的顾虑，影响患者和家属的依从性，或者在出院后因为生活调养和护理等方面的不当而造成病情恶化，严重影响治疗的进行和疾病的康复。为此，我们特组织编写本书，阐述与乳腺癌相关的中医药和西医理论及中医药防治、康复方法，全面解答乳腺癌患者及家属的疑问。本书力求充分体现乳腺癌的中西医结合防治与康复的特色，系统阐述各个西医治疗期的中医药内服、外治及非药物疗法，构建中西医协同治疗乳腺癌的模式，从而为相关临床工作者提供一定的参考。

于本书付梓之际，全体编委会成员向出版者、参考文献的作者致以衷心的感谢！由于时间和经验所限，书中难免存在不足与纰漏之处，敬请广大读者、专家批评指正，以期再版时提高！

编者
2024年6月24日

目 录

第一章 初识篇 ··· 1
1. 什么是乳腺癌？ ·································· 1
2. 您了解乳腺吗？ ·································· 1
3. 传统中医学如何认识乳腺癌？ ················ 2
4. 乳腺癌的中医病因有哪些？ ···················· 3
5. 乳腺癌的中医基本病机是什么？ ············· 5
6. 乳腺癌常见的中医证型有哪些？ ············· 6
7. 乳腺癌常见的中医治则治法是什么？ ······· 7
8. 乳腺与哪些经络有关？ ·························· 7
9. 乳腺癌的高发因素有哪些？ ···················· 8
10. 乳腺癌会遗传吗？ ······························· 9
11. 男性会得乳腺癌吗？ ··························· 10

第二章 预防篇 ·· 11
12. 乳腺结节能消除吗？ ··························· 11
13. 经常生气的人会得乳腺癌吗？ ·············· 12
14. 如何保持乐观的心态，预防乳腺癌？ ···· 12
15. 月经不调会引起乳腺癌吗？ ················· 13
16. 服用避孕药与乳腺癌的发病有关吗？ ···· 13
17. 哪些不良生活习惯会"引癌入室"？ ······ 14
18. 如何从生活习惯上预防乳腺癌？ ·········· 14
19. 肥胖与乳腺癌有关系吗？ ···················· 15

20. 减肥可以预防乳腺癌吗? ……………………………… 16
21. 如何从饮食结构上预防乳腺癌? ……………………… 17
22. 中药药膳能否预防乳腺癌? …………………………… 18
23. 如何缓解压力,保证充足的睡眠? …………………… 18
24. 雌激素类药品、食品会增加患乳腺癌的风险吗?
 ………………………………………………………… 20
25. 母乳喂养能降低乳腺癌的发生率吗? ………………… 20

第三章　筛查篇 …………………………………………… 22

26. 乳腺癌常见的筛查手段有哪些? ……………………… 22
27. 与乳腺癌相关的肿瘤标志物有哪些? ………………… 23
28. 什么是乳腺X线检查? ………………………………… 24
29. 什么是乳腺超声检查? ………………………………… 24
30. 什么是乳腺CT检查? ………………………………… 25
31. 什么是乳腺MRI检查? ………………………………… 25
32. 什么是骨扫描检查? …………………………………… 26
33. 什么是乳腺红外线扫描检查? ………………………… 26
34. 如何进行乳腺自检? …………………………………… 27
35. 普通人群如何筛查乳腺癌? …………………………… 28
36. 哪些人属于乳腺癌高危人群? ………………………… 28
37. 高危人群如何筛查乳腺癌? …………………………… 29
38. 怎么科学评估乳腺彩超的BIRADS分级? …………… 29

第四章　诊断篇 …………………………………………… 31

39. 乳腺癌有哪些常见的临床表现? ……………………… 31
40. 触摸到乳房肿块一定是乳腺癌吗? …………………… 32
41. 乳腺癌患者的乳腺肿块一定会红肿热痛吗? ………… 32

42. 乳腺癌会转移到哪些部位？ ……………………… 32
43. 诊断乳腺癌的金标准是什么？ …………………… 33
44. 什么是乳腺原位癌？ ……………………………… 34
45. 什么是浸润性乳腺癌？ …………………………… 34
46. 乳腺癌的分子分型有哪些？ ……………………… 35
47. 什么是HER-2阳性乳腺癌？ ……………………… 35
48. 什么是HR+乳腺癌？ ……………………………… 35
49. 什么是三阴型乳腺癌？ …………………………… 36

第五章　治疗篇 …………………………………… 37

50. 什么是靶向治疗？ ………………………………… 37
51. 乳腺癌有哪些常见的靶向治疗药物？ …………… 37
52. 靶向药物的常见不良反应是什么？ ……………… 38
53. 乳腺癌常用的内分泌治疗药物有哪些？ ………… 40
54. 绝经前的激素受体阳性乳腺癌患者如何进行内分泌治疗？ ……………………………………………… 42
55. 绝经前乳腺癌患者使用内分泌治疗后会不会影响月经？ …………………………………………… 43
56. 绝经后的乳腺癌患者如何进行内分泌治疗？ …… 43
57. 乳腺癌治疗期间出现绝经，是否有利？ ………… 43
58. 如何判断自己是否处于绝经状态？ ……………… 44
59. 乳腺癌患者需要进行术后辅助放疗吗？ ………… 45
60. 乳腺癌的手术方式有哪些？ ……………………… 46
61. 如何选择手术方式？ ……………………………… 46
62. 如何判断手术效果？ ……………………………… 47
63. 什么是乳腺癌的"肚皮针"？ …………………… 49
64. 哪些乳腺癌患者可以打"肚皮针"？ …………… 49

65. 什么是化疗？ ……………………………… 50
66. 化疗需要按周期进行吗？ ………………… 50
67. 乳腺癌常用的化疗药物有哪些？ ………… 50
68. 如何应对蒽环类化疗药物的心脏毒性？ …… 51
69. 乳腺癌围手术期可以采用中医治疗吗？ …… 51
70. 乳腺癌围手术期的常用方剂有哪些？ …… 52
71. 乳腺癌围手术期的常用中成药有哪些？ …… 53
72. 乳腺癌围手术期的常用膏方有哪些？ …… 53
73. 乳腺癌围手术期的常用中药药膳有哪些？ …… 54
74. 乳腺癌围手术期的常用外用药物有哪些？ …… 57
75. 乳腺癌围手术期可以使用针灸治疗吗？ …… 58
76. 乳腺癌围手术期可以使用耳穴压豆治疗吗？ …… 59
77. 乳腺癌围手术期可以使用中药定向透药治疗吗？
   ……………………………………………… 59
78. 乳腺癌围手术期可以使用中药封包吗？ …… 60
79. 乳腺癌围手术期可以使用穴位贴敷治疗吗？ …… 61
80. 乳腺癌围手术期可以使用穴位注射治疗吗？ …… 62
81. 乳腺癌围手术期的非药物疗法有哪些？ …… 62
82. 乳腺癌围化疗期可以采用中医治疗吗？ …… 63
83. 乳腺癌围化疗期的常用方剂有哪些？ …… 64
84. 乳腺癌围化疗期的中成药有哪些？ ……… 65
85. 乳腺癌围化疗期的常用中药药膳有哪些？ …… 65
86. 乳腺癌围化疗期的中医外治法有哪些？ …… 68
87. 乳腺癌围化疗期的非药物疗法有哪些？ …… 70
88. 乳腺癌围放疗期可以采用中医治疗吗？ …… 71
89. 乳腺癌围放疗期的常用方剂有哪些？ …… 72
90. 乳腺癌围放疗期的常用中成药有哪些？ …… 73

91. 乳腺癌围放疗期的常用中药药膳有哪些？ ……… 74
92. 乳腺癌围放疗期的中医外治法有哪些？ ………… 75
93. 乳腺癌围放疗期可以使用中药外敷治疗吗？ …… 77
94. 放疗后上肢水肿的患者有哪些中医外治法？ …… 78
95. 乳腺癌围放疗期有哪些非药物疗法？ …………… 79
96. 乳腺癌内分泌治疗期的常用方剂有哪些？ ……… 80
97. 乳腺癌内分泌治疗期的常用中成药有哪些？ …… 80
98. 乳腺癌内分泌治疗期的常用中药药膳有哪些？ …… 81
99. 乳腺癌内分泌治疗期的中医外治法有哪些？ …… 83
100. 乳腺癌内分泌治疗期的非药物疗法有哪些？ …… 86
101. 乳腺癌靶向治疗期的常用方剂有哪些？ ………… 86
102. 乳腺癌靶向治疗期的常用中药药膳有哪些？ …… 87
103. 乳腺癌靶向治疗期的中医外治法有哪些？ ……… 88
104. 乳腺癌靶向治疗期的非药物疗法有哪些？ ……… 90
105. 什么是癌因性疲乏？ ……………………………… 91
106. 癌因性疲乏的常用方剂有哪些？ ………………… 92
107. 癌因性疲乏的常用中成药有哪些？ ……………… 92
108. 癌因性疲乏的常用中药药膳有哪些？ …………… 93
109. 癌因性疲乏的中医外治法有哪些？ ……………… 94
110. 癌因性疲乏的非药物疗法有哪些？ ……………… 97
111. 癌性疼痛的常用方剂有哪些？ …………………… 99
112. 癌性疼痛的常用中成药有哪些？ ………………… 99
113. 癌性疼痛的常用中药药膳有哪些？ ……………… 99
114. 癌性疼痛的中医外治法有哪些？ ………………… 101
115. 癌性疼痛的非药物疗法有哪些？ ………………… 102
116. 肿瘤相关性抑郁的常用方剂和中成药有哪些？
　　………………………………………………… 104

117. 肿瘤相关性抑郁的常用中药药膳有哪些？ …… 104
118. 肿瘤相关性抑郁的中医外治法有哪些？ …… 105
119. 肿瘤相关性抑郁的非药物疗法有哪些？ …… 107
120. 肿瘤相关性失眠的常用方剂有哪些？ ………… 108
121. 肿瘤相关性失眠的常用中成药有哪些？ ……… 109
122. 肿瘤相关性失眠的常用中药药膳有哪些？ …… 109
123. 肿瘤相关性失眠的中医外治法有哪些？ ……… 111
124. 肿瘤相关性失眠的非药物疗法有哪些？ ……… 113
125. 肿瘤相关性厌食的常用方剂有哪些？ ………… 114
126. 肿瘤相关性厌食的常用中成药有哪些？ ……… 114
127. 肿瘤相关性厌食的常用中药药膳有哪些？ …… 115
128. 肿瘤相关性厌食的中医外治法有哪些？ ……… 116
129. 肿瘤相关性厌食的非药物疗法有哪些？ ……… 118

第六章 康复篇 …………………………………… 119

130. 乳腺癌康复期患者如何调护？ ………………… 119
131. 乳腺癌康复期患者有哪些心理问题？ ………… 120
132. 中医学如何认识乳腺癌患者康复期的心理问题？
　　 ……………………………………………………… 120
133. 乳腺癌患者可以服用中药方剂进行心理康复吗？
　　 ……………………………………………………… 121
134. 西医学如何对乳腺癌患者进行心理康复干预？
　　 ……………………………………………………… 121
135. 乳腺癌康复期如何使用中药药膳干预？ ……… 122
136. 乳腺癌康复期患者可以运动锻炼吗？ ………… 124
137. 乳腺癌术后上肢水肿如何进行功能锻炼？ …… 125
138. 中医学如何认识乳腺癌术后上肢淋巴水肿？ … 125

139. 中医药如何治疗乳腺癌术后上肢淋巴水肿？ … 126
140. 乳腺癌术后上肢淋巴水肿的中医外治法有哪些？
　　　　　　　　　　　　　　　　　　　　　 128
141. 中医药如何治疗乳腺癌术后皮下积液？ …… 129
142. 中医药如何治疗乳腺癌术后皮瓣坏死？ …… 129
143. 中医药如何治疗乳腺癌术后感染？ ………… 130
144. 乳腺癌放疗期为什么要进行皮肤护理？ …… 130
145. 什么是放射性食管炎？ ……………………… 131
146. 如何调治乳腺癌放疗期的放射性食管炎？ … 132
147. 什么是放射性肺炎？ ………………………… 132
148. 中医药如何治疗乳腺癌放疗后的放射性肺炎？
　　　　　　　　　　　　　　　　　　　　　 133
149. 如何调治乳腺癌放疗期的口腔溃疡？ ……… 134
150. 乳腺癌患者需要"忌口"吗？ ……………… 135
151. 口服卡培他滨有哪些不良反应？ …………… 136
152. 乳腺癌患者化疗时为什么会发生恶心呕吐？ … 137
153. 呕吐严重时如何调理饮食？ ………………… 138
154. 中医药如何治疗呕吐？ ……………………… 138
155. 化疗期间出现腹泻怎么办？ ………………… 139
156. 乳腺癌治疗期间出现便秘怎么办？ ………… 140
157. 乳腺癌化疗期会出现月经紊乱吗？ ………… 141
158. 化疗导致的月经紊乱可以恢复吗？ ………… 141
159. 哪些化疗药物容易引起骨髓抑制？ ………… 142
160. 骨髓抑制的患者会出现哪些症状？ ………… 142
161. 如何调治骨髓抑制所致的白细胞减少？ …… 142
162. 如何调治骨髓抑制所致的血小板减少？ …… 143
163. 如何调治骨髓抑制所致的贫血？ …………… 143

164. 乳腺癌患者化疗期为什么会脱发？ …………… 145
165. 如何调治乳腺癌围化疗期的脱发？ …………… 145
166. 乳腺癌患者化疗期是否需要避孕？ …………… 146
167. 乳腺癌患者化疗期为什么会出现周围神经病变？
  ……………………………………………………… 147
168. 乳腺癌化疗期出现的周围神经病变有哪些症状？
  ……………………………………………………… 147
169. 乳腺癌内分泌治疗会出现骨质疏松吗？ ……… 148
170. 乳腺癌内分泌治疗后的骨质疏松有哪些症状？
  ……………………………………………………… 148
171. 如何防治乳腺癌内分泌治疗时的骨质疏松？ … 149
172. 使用他莫昔芬进行内分泌治疗时需要注意什么？
  ……………………………………………………… 150
173. 靶向药物治疗期需要注意什么？ ……………… 152
174. 使用靶向药为什么会出现皮疹？ ……………… 152
175. 靶向药引起的皮疹如何分级？ ………………… 153
176. 使用靶向药后出现皮疹怎么办？ ……………… 154
177. 乳腺癌患者什么时候可以生育？ ……………… 154
178. 乳腺癌保乳术后的患侧乳房是否可以哺乳？ … 155
179. 什么是乳房重建术？ …………………………… 156
180. 乳房重建术对乳腺癌复发有影响吗？ ………… 156
181. 什么是术后进行乳房重建术的最佳时机？ …… 156
182. 放疗对乳房重建有影响吗？ …………………… 157
183. 乳腺癌患者乳房再造后需要注意什么？ ……… 158
184. 乳腺癌患者会出现性功能障碍吗？ …………… 159
185. 乳腺癌患者可以进行性生活吗？ ……………… 159
186. 综合治疗后的乳腺癌患者如何进行复查？ …… 160

187. 如何判断乳腺癌的复发转移？ …………………… 161
188. 乳腺癌复发转移了怎么办？ …………………… 162
189. 如何对乳腺癌患者进行随访？ ………………… 163
190. 乳腺癌患者可以吃豆制品吗？ ………………… 164

第七章　中药篇 ………………………………………… 165
　191. 乳腺癌常用的补虚扶正类中药有哪些？ ……… 165
　192. 乳腺癌常用的疏肝解郁类中药有哪些？ ……… 172
　193. 乳腺癌常用的活血化瘀类中药有哪些？ ……… 175
　194. 乳腺癌常用的清热解毒类中药有哪些？ ……… 178
　195. 乳腺癌常用的化痰散结类中药有哪些？ ……… 183
　196. 乳腺癌常用的祛风通络类中药有哪些？ ……… 186

第八章　方证篇 ………………………………………… 189
　197. 乳腺癌常用的补益类方剂有哪些？ …………… 189
　198. 乳腺癌常用的清热解毒类方剂有哪些？ ……… 192
　199. 乳腺癌常用的疏肝解郁类方剂有哪些？ ……… 194
　200. 乳腺癌常用的化痰散结类方剂有哪些？ ……… 195
　201. 乳腺癌常用的活血化瘀类方剂有哪些？ ……… 196

附录 ……………………………………………………… 197
　附录一　成功验案举隅 …………………………… 197
　附录二　中医特色疗法 …………………………… 231
参考文献 ………………………………………………… 274

第一章

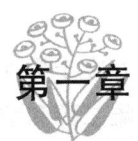

初识篇

1. 什么是乳腺癌?

答:乳腺癌是一种恶性肿瘤,通常起源于乳腺小叶或导管中的恶性细胞,随着时间的推移,这些癌细胞增殖并形成肿瘤,如果不及时治疗,癌细胞进一步通过血液或淋巴系统扩散到其他部位,如淋巴结、骨骼、肺部或肝脏等,形成转移瘤。乳腺癌的症状包括乳房中的肿块、乳头异常分泌物、皮肤改变(如皮肤凹陷或溃疡)、乳房疼痛等。然而,早期乳腺癌通常无明显症状,因此,定期筛查非常重要。

2. 您了解乳腺吗?

答:大家都知道"乳腺"是人体的器官,但是您了解自己的乳腺吗?

(1)位置:乳腺位于胸部,通常分布在双侧乳房中。

(2)结构:乳腺是皮肤的附属腺,为复管泡状腺,由腺体和导管组成。女性腺体负责产生乳汁,而导管将乳汁传输到乳头,让婴儿能够吸取乳汁。

(3)功能:乳腺的主要生理功能是在女性怀孕和哺乳期间产生乳汁。乳腺在成年未妊娠时处于静止期,无分泌活动；妊娠期乳腺开始增生，哺乳期分泌旺盛，进入活动期。一旦哺乳期结束，乳腺会逐渐减小。

（4）激素特点：雄性激素（如睾酮）主要存在于男性身体中，能够抑制乳腺的发育。雌性激素（如雌二醇和孕激素）在女性身体中起着促进乳腺发育的重要作用，特别是在青春期和怀孕期间。

（5）性别差异：女性乳腺组织会在月经周期发生周期性的变化。女性乳腺在10~14岁时期发育更加明显，乳腺组织增大，乳头也变得更加突出，在20岁左右，乳腺完全成熟，但它们可以在怀孕和哺乳期间再次发生明显的变化。而在男性中，乳腺通常较小且发育不明显，腺体在一岁半左右逐渐退变，只有导管而无腺泡，也不分叶。

（6）乳腺疾病：男性和女性乳腺都可以出现乳腺疾病，常见的有乳腺囊性病变、乳腺纤维瘤、乳腺炎和乳腺癌等，尽管这在男性中相对少见。因此，乳腺健康是重要的关注点，定期自我检查、医学检查和乳腺筛查可以帮助患者早期发现潜在的问题。

3. 传统中医学如何认识乳腺癌？

答：乳腺癌是一个现代病名，相当于中医学中的"乳岩""奶岩""石乳""乳石痈""乳痔""翻花乳""妒乳"等病症。

早在东晋时期，葛洪在《肘后备急方》中记载："石痈结肿坚硬如石，或如大核，色大变，或作石痈不消"，这是关于乳腺癌最早的文献记载。北宋的东轩居士在《卫济宝书》中提到"痈疽五发，一曰癌"，是乳腺癌的早期称呼之一。南宋时期，陈自明在《妇人大全良方》中首次提出"乳岩"这一名称,并描述了早期乳腺癌的症状,"若初起,内结小核,或如鳖棋子,不赤不痛,积之岁月渐大,巉岩崩破,如熟石榴,或内溃深洞,血水滴沥,此属肝脾郁怒,气血亏损,名曰乳岩。""乳岩"是目前公认度最高的乳腺癌中医病名,是以乳房部肿块,质地坚硬,高低不平,病久肿块溃烂,脓血污秽恶臭,疼痛日增为主要表现的疾病。另有医家从病因病机命名,如"乳疳""乳结""奶岩"等,并提出了相应的治疗方法和药物。例如,《外科启玄》中提到"乳疳"一病,"有养螟蛉之子,为无乳,强与吮之,久而成疮,经年不愈,或腐去半截,似破莲蓬样,苦楚难忍,内中败肉不去,好肉不生,乃阳明胃中湿热而成,名曰乳疳。"认为"乳疳"的形成与阳明胃中湿热有关;《格致余论》中描述的"奶岩"则强调了情绪因素和脏腑失调的影响。《本草纲目》中记载穿山甲有"除痰疟寒热,风痹强直疼痛,通经络,下乳汁,消痈肿,排脓血,通窍杀虫"之功效。

4. 乳腺癌的中医病因有哪些?

答:中医学认为乳腺癌是一个全身性的疾病,其发生是内外因综合作用的结果。究其病因,多因正气亏虚、外感邪毒、情志内伤等因素导致脏腑功能失调,气血津液运行失常,产生血瘀、痰浊、湿浊、癌毒等病理产物,蕴于体内,相互搏结而成。其中,正气不足为乳腺癌发病的根本,多种病理因素如痰、瘀、湿、癌毒之间的复合,是有形之癌肿形成的原因。

(1) 正气亏虚:正气不足,气血阴阳虚弱,脏腑功能减退引起乳络空虚,邪气乘虚而入,客于乳络是乳腺癌发病的基本原因。《素问遗篇·刺法论》载："正气存内，邪不可干。"《素问·评热病论》载："邪之所凑，其气必虚。"《外证医案汇编》进一步阐明"正气虚则为岩"。《医宗必读》则述："积之成也，正气不足，而后邪气据之。"故正气不足，人体抗癌能力低下是肿瘤发生的主要内在因素。

（2）冲任失调：中医学认为"冲为血海，任主胞胎"，冲任二脉循经上入乳房，下濡胞宫，系于肝肾。冲任二脉受损，则其调蓄人体脏腑经络气血的功能失常，气血紊乱，引起阴阳失衡或气机不畅。《景岳全书》载："肝肾不足及虚弱失调之人，多有积聚之病。"肝肾不足，冲任失调而致气血亏虚，气血运行不畅而致气滞血凝，阻于乳中而发为乳腺癌。

（3）情志内伤：人的情志与脏腑密切相关，长期、强烈的情志刺激，超过人体的调节范围，易致气机不畅，脏腑损伤，引起痰、瘀等病理产物蓄积，促进癌毒产生。《外科正宗》提出："忧郁伤肝，思虑伤脾，积虑在心，所愿不得者，致经络痞涩，聚结成核。"过于忧郁则肝郁气滞，过于思虑伤脾，脾虚则痰凝，气滞痰凝，结而成核，发为乳腺癌。《妇人大全良方》亦载："肝脾郁怒，气血亏损，名曰乳岩。"朱丹溪在《格致余论》中曰："若不得于夫，不得于舅姑，忧怒抑郁，朝夕积累，脾气消阻，肝气积逆，遂成隐核……名曰乳岩。"情志不畅，肝气不疏，气血津液运行受阻，脉络阻滞，气滞血瘀，脏腑受损，癌毒内生，日久发为乳腺癌。

（4）六淫邪毒：六淫之邪，即风、寒、暑、湿、燥、火。中医学很早就认识到了外邪与肿瘤发病的关系。《灵枢·九针论》记载："时者四时八风之客于经络之中，为瘤病者也。"人体受到外邪侵袭，脉络受阻，日久可逐渐发展为癥积等痼疾。而在《诸病源候论》中则进一步记载了六淫之邪与乳腺癌的发病关系："有下于乳者，其经虚，为风寒气客之，则血涩结成痈肿。而寒多热少者，则无大热，但结核如石，谓之乳石痈。"说明"风寒之气"等六淫之邪乘虚而入，在人体乳络处结聚，经脉运行受阻，导致气血运行不畅，气滞血瘀，积久而成乳腺癌。

5. 乳腺癌的中医基本病机是什么？

答：乳腺癌的中医病机以"癌毒内生，痰瘀毒结，肝肾亏虚"为主。

其主要病理因素可概括为"毒、瘀、痰、虚"，多因致病，癌毒内生，因实致虚，虚实夹杂。毒、痰、瘀作为病理产物贯穿于乳腺癌发生和发展的整个过程。"癌毒"是机体脏腑功能长期失调、气血瘀滞所致的病理产物，是乳腺癌发病的根本，癌毒内生，痰瘀毒结于乳络，日久成瘤。

同时，乳腺癌的发生与肝肾两脏紧密相关。《临证指南医案》载："女子以肝为先天，以血为本"，女子以肝为先天，肾为冲任之本。肝主疏泄，调节情志，协调月经及乳腺功能；肾主先天，肾藏精，与人体生长发育密切相关，对乳腺的生理功能有着重要作用。肝失疏泄，肝气郁结则气血运行不畅，气滞血凝，经络阻塞，结滞于乳中。冲任之脉系于肝肾，肾气充盛则冲任脉盛，肝肾不足，则冲任失调，气血运行受阻，气滞血瘀阻于乳中而成乳腺癌。故肝肾亏损是乳腺癌的重要病机。

6. 乳腺癌常见的中医证型有哪些?

答：乳腺癌常见的中医证型主要有五种，即气血两虚证、冲任失调证、肝郁气滞证、肝郁化火证、痰瘀毒结证。

（1）气血两虚证

症状：乳中块结，与皮肤粘连，推之不移，头晕眼花，面色㿠白，神疲，纳差，舌淡，苔薄，脉沉细无力。

病机：癌毒成瘤，夺精微自养，肿块增大，机体气血虚损，故出现头晕目眩，气短乏力，面色㿠白，神疲消瘦，纳呆等气血不足之症。

（2）冲任失调证

症状：乳房单发性肿块，月经来潮前胀痛剧增，腰膝酸软，烦劳体倦，五心烦热，口干咽燥，舌红，苔少或薄黄，脉细数无力。

病机：癌毒攻窜，正气虚弱或素来肝肾亏虚，致冲任失调、气血紊乱，故出现月经来潮前乳房胀痛；肝肾亏损，精血不足，难于濡养，故腰膝酸软；精血不足，虚热内扰，故烦劳体倦、五心烦热、口干咽燥。

（3）肝郁气滞证

症状：乳房胀痛，牵引两胁，抑郁或急躁，心烦，口苦咽干，头晕目眩，舌质红，苔薄白或薄黄，脉弦滑。

病机：癌毒久积，阻滞气机，导致气滞郁结于乳络，气血不畅，引发胀痛；气郁伤肝，肝失调达，肝气上逆，出现急躁、心烦、口苦咽干、头晕目眩等症状。

（4）肝郁化火证

症状：乳房肿块质地坚硬，推之不移，边界不清，皮色紫暗，心烦易怒，口苦咽干，尿短赤便干结，舌质红，苔薄黄，脉弦数。

病机：癌毒内结，血停则瘀，故见肿块紫暗，质地坚硬，推之不移；肝郁化火，灼阴伤津，故心烦易怒，便干尿赤，口苦咽干。

（5）痰瘀毒结证

症状：乳房肿块迅速增大，红肿热痛，甚者溃烂流脓，污水恶臭，心烦，口干，小便短数，大便干结，舌质暗红，有瘀斑，苔黄腻，脉弦数。

病机：癌毒深陷，痰瘀毒结成瘤，郁久化热，故肿块增大、红肿、疼痛，甚则溃烂，心烦口干，便秘，小便短赤。

7. 乳腺癌常见的中医治则治法是什么？

答：乳腺癌的中医治疗基本原则为：扶正祛邪，攻补兼施。中医治疗以补益肝肾、化瘀散结、清热解毒为基本治法，并根据患者的具体情况，配合疏肝解郁、清肝泄热、理气止痛、补益气血、滋阴清热等方法。临床中需要根据患者体质强弱、病程长短、肿瘤状况及手术后放化疗的具体情况等，全面综合考虑后决定扶正与祛邪的主次，辨证施治，实行个体化医疗。

乳腺癌早期以肝郁气滞为主要表现，治宜疏肝解郁；中期癌毒盛而正气虚，损及肝肾，以癌毒内损为主要病机，治宜解毒散结、补益肝肾；晚期脏腑亏虚，抗邪能力不足，癌毒旁窜，耗夺精微，机体愈虚，以虚为主要病机，治宜补益气血、扶正抗癌。

8. 乳腺与哪些经络有关？

答：乳腺位于前胸壁，与多条循行至前胸的经脉相交会，同时与背部相应腧穴相关，故乳腺与背部循行的经脉有密切联系。一共涉及7条正脉和4条奇经，包括足少阴肾经、足太阴脾经、足阳明胃经、手厥阴心包经、手太阴肺经、足厥阴肝经、足太阳膀胱经、冲脉、任脉、阴维脉、督脉。其中，乳腺与足阳明胃经、足厥阴肝经及冲任二脉关系密切。

9. 乳腺癌的高发因素有哪些？

答：乳腺癌的高发因素主要有以下12个方面。

（1）乳腺癌家族史：有乳腺癌家族史的女性，尤其是母亲或者同胞姐妹患有乳腺癌者，是乳腺癌的易发人群。

（2）子宫内膜异位症：研究表明，子宫内膜异位症患者患乳腺癌的风险为无子宫内膜异位症者的1.04倍，这可能与激素水平有关。

（3）高内源性雌激素水平：包括雌二醇、游离雌二醇、雌激素酮、雄烯二酮、硫酸脱氢表雄酮和睾酮等。

（4）月经与生育因素：月经初潮年龄早（12岁以下）、绝经年龄晚（55岁以上）、不孕及初次生育年龄晚（30岁以上）、多次人工流产、哺乳时间短、停经后进行雌激素替代疗法等因素，会增加患乳腺癌的概率。

（5）乳腺疾病史：良性乳腺疾病史将增加患乳腺癌的风险。导管上皮非典型增生是乳腺癌的癌前病变，而常见的导管内乳头瘤、乳腺纤维瘤、乳腺囊肿、乳腺囊性增生不属于癌前病变，如果伴有中－重度不典型增生，则为癌前病变。

（6）非胰岛素抵抗型糖尿病：非胰岛素依赖型糖尿病的高胰岛素血症可促进乳腺癌的发生。

（7）肥胖：研究发现，肥胖人群患乳腺癌的风险为脂肪含量最低人群的 1.44 倍。世界癌症研究基金会（WCRF）和美国癌症研究所（AICR）在 2018 年发布的癌症预防报告（第 3 版）中指出：肥胖会增加绝经后女性乳腺癌的发病风险。

（8）饮酒：饮酒会增加女性患乳腺癌的风险。研究显示，每天摄入 10g 酒精，与绝经前乳腺癌发病风险升高 5% 相关，与乳腺癌发病风险升高 9% 相关。

（9）吸烟：吸烟女性的乳腺癌发病风险增高。研究显示，曾经吸烟与乳腺癌发病风险升高 10% 相关；吸烟时间长（20 年或以上），每天吸烟量多（20 支或以上），则与乳腺癌发病风险升高 13%~16% 相关。

（10）电离辐射：年轻时胸部暴露于电离辐射，如接受过放射治疗的霍奇金淋巴瘤的女性，其患乳腺癌的风险增加；女童肿瘤患者接受高剂量放疗后，乳腺癌发病率也有所增加。

（11）基因突变：具有 BRCA1、BRCA2 基因突变的患者，患乳腺癌的风险增加。

（12）其他因素：熬夜、精神刺激等因素引起内分泌失调，促进乳腺癌的发生；紧身内衣及过紧的胸罩会影响淋巴回流，增加患乳腺癌的风险。

10. 乳腺癌会遗传吗？

答：乳腺癌可能会遗传。

流行病学调查发现，5%~10% 的乳腺癌是家族性的。如有一位近亲患乳腺癌，则患病的危险性增加 1.5~3 倍；如有两位近亲患乳腺癌，则患病率将增加 7 倍。发病的年龄越小，亲属中患乳腺癌的风险越大。乳腺癌有明显的家族遗传倾向。但并不是亲属得了乳腺癌，自己就一定会得乳腺癌。所以，不要因为有亲属得了乳腺癌而忧心忡忡，应当调整心态，积极预防，定期筛查。

11. 男性会得乳腺癌吗？

答：男性会得乳腺癌。

男性乳腺癌较少见，仅占男性全部癌肿的0.2%～1.5%，占乳腺癌的1%左右。研究显示，有相当比例的乳腺癌患者有女性乳腺癌的家族史，或家族中有患其他肿瘤的患者，这提示了男性乳腺癌的发生具有一定的家族性。另有研究表明，男性中若有睾丸小、曲细精管纤维化和玻璃样变的表现，或存在垂体促性腺激素增多和性染色体异常（称为Klinefelter综合征）的情况，其乳腺癌发病率较正常男子高20倍。而放射性物质接触、乳腺局部损伤、应用雌性激素等因素也可诱发男性乳腺癌。因此，存在这些高危因素的男性要积极进行体检预防。

第二章

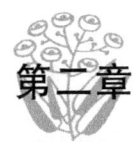

预防篇

12. 乳腺结节能消除吗？

答：3级以下的乳腺结节是可以消除的。

现如今，越来越多的女性在体检时查出乳腺结节，有人会立马联想到"这是不是乳腺癌？"其实不然。人的乳腺上可能会长出大大小小的包块，其中，个头较大的、用手就可以摸到的称作乳腺肿块；而那些较小的、做超声检查时才发现的才是乳腺结节。乳腺结节有良、恶性之分，乳腺增生、乳腺纤维瘤病变、乳腺囊肿等疾病为良性，通过早期筛查和及时治疗，可以减少或消除癌变的风险。

对于3级以下的乳腺结节，可以采用中药方剂使其缩小甚至消失。比如：柴胡、郁金、香附等中药疏肝经之气滞；半夏、海藻、橘核、牡蛎等中药软坚散结；三棱、川芎、莪术等药物破血行气、消积止痛，改善乳房胀痛。肝气郁结者可选用逍遥散，冲任失调者可选用二至丸合四物汤，湿热瘀阻者则选用大黄牡丹汤。3级及以上的乳腺结节，则需要通过手术治疗并明确病理诊断，同时也可配合中医综合治疗提高疗效。如中药膏方、中药敷贴、耳穴压豆、刮痧、按摩等中医特色疗法，都可以改善症状，以达到"未病先防、既病防变"的目的，与西医综合治疗共同发挥协同作用。

13. 经常生气的人会得乳腺癌吗？

答：经常生气的人是可能得乳腺癌的。

乳腺癌的发生与焦虑、抑郁等不良情绪及内心充满负能量等有关，若女性长时间情绪不稳定，经常生气，则会增加乳腺癌的患病概率。中医学认为，肝主藏血、主疏泄，包括调理情志。机体受到焦虑、抑郁、愤怒等异常情绪的长久刺激，会影响肝脏功能，导致肝气郁结，气血运行不畅，结滞于乳中而成乳腺癌。而现代医学则认为，乳腺癌的发生与机体的激素水平关系密切。人在愤怒或抑郁时机体处于应激状态，导致激素分泌紊乱，进而发生乳腺增生、甲亢等疾病。研究表明，乳腺癌的高发年龄为45～50岁，此阶段为女性的更年期阶段，机体雌激素发生变化，易出现不良情绪，相较于正常情绪的人，更易患乳腺癌。

14. 如何保持乐观的心态，预防乳腺癌？

答：乐观的心态是可以预防乳腺癌的。

大多癌症是人体细胞在各种因素长期作用下发生的，是一个长期演变的结果，是多因素、多阶段、复杂渐进的过程。从正常细胞演变为癌细胞，通常需要5～10年甚至更长的时间。因此，癌症是可防、可筛、可治的。积极乐观的心态可以提高机体免疫功能和代谢水平，预防癌症发生。那么如何保持乐观开朗的心态呢？有以下几点建议：

①学会控制情绪：通过学习心理健康知识、与朋友聊天、听舒缓的音乐等方式来调整自己的情绪。

②培养兴趣爱好：积极参与各种有益的社交活动，增

加自信心。

③学会放松：通过冥想、瑜伽、呼吸练习等方式来缓解压力和焦虑。

④按摩穴位：常按太冲、合谷、期门等穴位能够调畅气机，缓解不良情绪。

⑤中药调理：中药汤剂具有养心安神、疏肝解郁等作用，如逍遥散加减、酸枣仁汤加减等，能防治乳腺结节、胸胁胀痛、失眠等病症。若不能长期坚持服用中药汤剂，可以用中药代茶饮，如玫瑰花、佛手、陈皮等泡水。

⑥五行音乐和气功：音乐和气功的振动和节奏可以影响人的神经系统和情绪状态，有助于缓解紧张情绪，提高抗压能力。

15. 月经不调会引起乳腺癌吗？

答：月经不调不会直接导致乳腺癌，但是月经不调可能会引起雌激素水平过高，这是乳腺癌发生的高危因素。

月经不调指的是月经周期紊乱和出血量异常，可伴有月经前期、月经期的腹痛及全身症状，最常见的是月经不规律和痛经。月经不调可能导致体内孕激素水平不足，雌激素水平增高，且长时间的高雌激素水平刺激，无论是对子宫内膜、卵巢，还是对乳腺，都会有不良影响，因此长时间月经不调是乳腺癌发生的高危因素之一。

16. 服用避孕药与乳腺癌的发病有关吗？

答：长期服用避孕药与乳腺癌的发生有关。

机体内的雌激素水平和外源性雌激素会影响乳腺细胞。外源性雌激素主要来源于食物和药品，如避孕药。研究表明，与从未使用过避孕药的女性相比，使用过避孕药的女性患乳腺癌的相对风险增加了20%，并且风险会随着使用时间的延长而增加。因此，在选择避孕方式时应避免使用含激素的避孕药，首选物理屏障避孕法，如避孕套。

17. 哪些不良生活习惯会"引癌入室"？

答：熬夜、缺乏体育锻炼、高脂饮食、吸烟、饮酒等不良生活习惯可能会增加患乳腺癌的风险。

现代快节奏的生活，长时间的工作和学习，以及各种社会压力都会导致人们的精神压力增加。此外，随着移动互联网的普及，很多人养成了频繁熬夜、过度使用电子设备等不良生活习惯。而精神压力过大、熬夜、作息不规律、心情抑郁等，都会在一定程度上引起女性内分泌功能的失调，影响雌孕激素水平的正常分泌，从而增加患乳腺癌的风险。加之越来越多的人因为工作繁忙、沉溺于电子设备和久坐不动，缺乏体育锻炼，身体素质下降，肥胖率增加，其中脂肪细胞产生雌激素增多，而高水平的雌激素则与乳腺癌风险增加有关。

此外，香烟烟雾中的尼古丁等致癌物质，可能会诱发机体内负责监控、清除癌细胞的基因损伤，最终导致乳腺癌发生。尤其是绝经后女性，由于体内激素水平改变，二手烟对乳腺癌的影响更为明显。而酒精会在体内分解形成乙醛，长期喝酒使体内蓄积大量乙醛，引起细胞内DNA发生不可逆的突变，也会增加患乳腺癌的风险。研究表明，每周3~6杯红酒的酒精量，乳腺癌发病风险增加15%。

18. 如何从生活习惯上预防乳腺癌？

答：可以从起居有时，避风寒；扶正培本，固护气血；

调畅情志；饮食有节；合理运动5个方面预防乳腺癌。

（1）起居有时，避风寒：首先，要保证充足的睡眠，尽量早睡早起，避免熬夜。其次，要注意防风保暖，避免受凉。另外，季节交替或天气变化之时，是外感疾病的多发时段，需多加注意，预防风寒邪气入侵。

（2）扶正培本，固护气血：正气充足，即便是邪气强盛，也不容易发病，即使发病，病情轻，且易痊愈。因此，扶正培本，固护气血为预防乳腺癌的重要法则，可提高人体的免疫功能。对于正气亏虚人群，及时调理体质，可降低乳腺癌的发病率。

（3）调畅情志：现代生活节奏过快，无形的压力会给女性带来苦恼、焦虑、压抑、紧张等负面情绪，因而要适当地宣泄情绪、向他人倾诉，控制好情绪。只有保持舒畅的心情、良好的心态，才能有效预防乳腺癌。

（4）饮食有节：脾胃为后天之本，收纳和运化饮食水谷，以濡养五脏六腑。因此，要规律饮食，健康饮食，避免暴饮暴食，不乱用外源性雌激素，戒烟酒，要顾护脾胃。

（5）合理运动：适当的运动可降低乳腺癌的发病风险。如快走、慢跑、跳舞、瑜伽等有氧运动，游泳、爬山、跳绳等高强度运动。

19. 肥胖与乳腺癌有关系吗?

答：肥胖与乳腺癌关系密切。

有研究显示，18岁以前体重较轻而成年后肥胖的女性，患乳腺癌的危险性增高80%。25岁时体重低于中等水平而中年后体重增加较多的女性，患乳腺癌的危险性随之增高。凡成年后体重增加25 kg或以上的女性要比体重增加

2 kg 或 2 kg 以下者患乳腺癌的危险性明显增高。肥胖还会增加绝经后女性患乳腺癌的风险。

20. 减肥可以预防乳腺癌吗？

答：减肥是可以预防乳腺癌的。

体重指数（BMI）=体重（kg）/身高（m）的平方，单位为 kg/m^2，正常范围应当控制在 18.5~23.9。$24 \leq BMI < 27.9$，属于超重；$BMI \geq 28$，属于肥胖。减肥可以预防乳腺癌。如何减肥，这已经是一个老生常谈的问题了。中医学讲究"天人合一""整体观念"，顺应自然，保持身心健康，自然就会有好的形体。当我们逐渐形成长期、良好、规律的生活、运动、饮食等习惯，而不仅仅是心血来潮地短暂克制，好的身材就是附赠的福利。

首先，在日常生活中要养成健康的生活方式，比如：保持心情愉快，避免情绪过度波动，规律作息，保证充足睡眠等。其次，建立健康的运动习惯，运动要适量，选择自己喜爱的运动方式，每天运动 30~60 分钟，不拘泥于运动形式，可以选择八段锦、五禽戏、太极拳、林毅"女性养生导引功"、游泳、骑行、快走、慢跑等方式。最后，要均衡饮食，减少高热量和加工食品的摄入，多食用新鲜蔬菜水果，适量摄入粗粮。中医学注重药食同源的理念，推荐食用具有抗氧化、抗炎、调节内分泌等作用的食物，如莲子、山药、薏米等，再结合维生素、矿物质等膳食补充剂，保持机体的营养平衡，有利于减肥。中医减肥不仅是减脂减重，其重点在于综合调理身体，还可通过针刺、穴位埋线、推拿、耳穴压豆、艾灸、中药等各种方式调节人体脏腑功能，使各脏腑功能恢复阴阳平衡，改善亚健康状态,达到减重目的。日常生活中也可以自行对足三里、关元、天枢等穴位进行按摩,增强脾胃功能。

21. 如何从饮食结构上预防乳腺癌?

答:改变饮食结构是维持身体健康的重要一环,同时也是预防乳腺癌发生的重要手段。改变饮食结构的基本原则可以概括为"少食多餐,少陈多鲜,少硬多软,少油多汤,少盐多淡"。饮食不要暴饮暴食、偏食,而要有节律地进食。

(1)每日摄入的食物种类要丰富:豆类、奶制品、淀粉类、鱼类、蔬果类等,适当摄入,不挑食,不偏食。

(2)多吃新鲜蔬菜、水果及富含粗纤维的食物:蔬菜和水果是膳食纤维的重要来源,其中还富含维生素、矿物质和植物化学物等有益物质,如胡萝卜、猕猴桃、草莓、卷心菜、芥菜、大白菜、蘑菇等,富含维生素A、维生素C,有些蔬菜与水果还具有抗癌作用;还可食用南瓜籽、花生等富含多种维生素及微量元素、纤维素、蛋白质和不饱和脂肪酸的干果类食物。研究发现,纤维素对于预防乳腺癌的发生有一定作用。据《中国居民膳食指南》推荐,应当餐餐有蔬菜,每天摄入不少于300g蔬菜,200~350g新鲜水果,能吃水果就不要以果汁替代。

(3)适量摄入鱼、禽、蛋、瘦肉等富含蛋白质的食物,少吃高脂、高糖、高热量的食物:如肥肉、动物内脏类食物、油炸食品、奶油等,日常烹调食物时也应做到少油少盐。高负荷的脂类代谢可能影响内分泌平衡,导致体内雌激素水平升高,这可能引起乳腺癌的患病风险增加。

(4)少吃烟熏和腌制肉类、泡菜、变质蔬菜、霉变食物等：这些食物均含有亚硝酸盐，在烹调或其他条件下会生成强致癌物质亚硝胺，增加乳腺癌发病的风险。

（5）米面不宜过精：适当多吃如玉米、豆类等杂粮。

（6）不宜多食辛辣及刺激性食品：禁烟禁酒。

22. 中药药膳能否预防乳腺癌？

答：中药药膳能预防乳腺癌。

中医学认为，很多常见的中药可以作为食材来调理体质，如党参、黄芪、山药、当归等中药，有益气补血、调养肝肾、滋养女性生殖系统的作用；茯苓、白术等中药能调理脾胃，促进新陈代谢；大枣、桂圆、枸杞子、当归、熟地黄等中药能补益气血。生活中可将中药与食物制作成药膳，适当食用，有助于调养身体，维持机体的健康平衡，从而预防疾病。如当归大枣桂圆汤补血养颜、山药粳米鸡汤益气健脾。乳腺癌与湿热毒邪有一定关系，因此在饮食中应避免过食辛辣刺激性的食物，如辣椒、生姜等。

23. 如何缓解压力，保证充足的睡眠？

答：学习工作任务负担过重、心情抑郁悲伤等可导致精神压力大，熬夜、作息不规律等则引发失眠，长期的精神压力过大与失眠在一定程度上会引起内分泌功能失调，影响机体的雌孕激素水平，从而增加罹患乳腺癌的风险。因此，要及时缓解压力，保证充足的睡眠，防患于未然！

对于生活中的难过、焦虑等不良情绪及学习工作中的挑战和压力，我们要学会接纳与释放，应当保持乐观开朗的心态，合理宣泄负面情绪，保持身心健康。而一味地回避或者压制不良情绪，只会损害身心健康。

睡眠是身体恢复和修复的重要过程，一个高质量的睡眠能有效缓解白天的疲劳，维持正常的激素分泌。成年人应当保证每晚7~8小时的睡眠时间，尽量避免熬夜和过度劳累。首先，创造一个舒适的睡眠环境，保证房间安静、黑暗、凉爽；其次，避免在睡前饮用咖啡、茶、饮料等刺激性饮品，避免在睡前长时间使用手机、电脑等电子设备；此外，要养成规律的作息时间，尽量保持每天相同的起床和睡眠时间；并且，适当进行放松练习，如冥想、温水泡脚等，有助于促进睡眠。

中医调理方法也有助于缓解压力、促进睡眠：

（1）进行冥想、深呼吸和放松练习：如瑜伽或太极，有助于平复情绪，舒缓压力。

（2）饮食调理：饮食上可适量摄入具有养心安神作用的食物或中药，如山药、糯米、莲子、枸杞子等；避免食用刺激性食物，以免刺激神经，影响睡眠。同时选择一些中草药进行泡茶饮用，如菊花、柠檬草、远志等，有助于舒缓情绪、安神镇静。

（3）中医辨证调理：对于肝火上炎型的失眠，可考虑饮用菊花、丝瓜络以清肝泻火；心火亢盛型失眠，可考虑用决明子、玄参、酸枣仁以清热安神；肝郁脾虚型失眠，可选择白术、茯苓、枸杞子以健脾安神。

（4）按摩穴位：可按摩或轻压安神助眠的穴位，如太冲穴、神门穴、通里穴、安眠穴等，有助于缓解身体疲劳、安定情绪。

（5）失眠较重的患者前往医院就诊：通过辨证论治使用酸枣仁汤、天王补心丹、归脾汤、交泰丸等方剂调理气血阴阳，以改善睡眠。

24. 雌激素类药品、食品会增加患乳腺癌的风险吗？

答：大量使用雌激素类药品、食品会增加患乳腺癌的风险。

研究显示，体内的雌激素水平会影响乳腺细胞。那么，雌激素的来源有哪些呢？除了身体产生的内源性激素外，还有外源性雌激素，主要来源于药品和食物。药品包括避孕药与绝经后妇女补充的雌激素类药品，长期服用可能改变体内雌性激素水平。研究表明，大量补充外源性雌激素或内源性雌激素水平持续增高均可使乳腺癌发病率明显增加。所以，口服的药品需要经过专业医生的评判，禁止擅自使用雌激素类药品，包括日常生活中的激素类美容品、保健品。如果确定需要雌激素疗法，需经过专业医生的评估，治疗中密切关注相关指标，警惕发生不良改变。含有雌激素的食品或药物如雪蛤、蜂王浆、紫河车、燕窝等，长期的过量摄入，可能会增加乳腺癌的患病风险。而黄豆、山药、芝麻、黑豆、葛根等食物、药物虽然也含有雌激素，但属于植物性雌激素，是一种可以发挥类似人体雌激素作用的物质，它对于人体的作用是双向的：当我们人体内雌激素水平低的时候，它能发挥类似雌激素的作用，适当补充我们体内缺失的雌激素；当我们体内雌激素水平过高的时候，它又能发挥拮抗作用，帮助我们抑制雌激素水平。因此植物性雌激素对于乳腺癌患者并没有太大威胁，适当摄入含植物性雌激素的食物在一定程度上能够保持人体雌激素水平的平衡，但也不能过量。

25. 母乳喂养能降低乳腺癌的发生率吗？

答：母乳喂养可降低乳腺癌的发生率。

研究表明，哺乳过的女性患乳腺癌的概率会低于从未哺乳的女性。哺乳可能通过延长孕激素保护作用的时间，相应地缩短雌激素刺激作用的时间，从而降低乳腺导管细胞发生恶变的风险。未哺乳女性比哺乳女性发生乳腺癌的风险高5倍左右，哺乳总时间与乳腺癌的危险性之间呈显著负相关，即哺乳总时间越长，患乳腺癌的危险性越小；相反，哺乳总时间越短，患乳腺癌的危险性就越大。乳腺炎、乳腺脓肿等原因不能哺乳或只用一侧乳房哺乳，这些因素都可能增加乳腺癌发病的风险。

虽然，母乳喂养可降低乳腺癌的发生率，但是母乳喂养并不能完全避免乳腺癌，因为乳腺癌的发生还会受到情绪、饮食、遗传等诸多方面的影响。不管怎样，母乳喂养是目前已知的、能够有效降低乳腺癌发病率的方法之一，需要大力提倡母乳喂养。

第三章

筛查篇

26. 乳腺癌常见的筛查手段有哪些?

答：乳腺癌的筛查是非常重要的，它有助于早期发现和治疗。以下是一些常见的乳腺癌筛查手段，包括以下几方面：

(1) 乳房自我检查（BSE）：女性可以定期自行检查乳房。检查是否有肿块、硬块、皮肤变化、乳头分泌物或乳房形状改变等。每月1次。如果发现任何异常，及早咨询医生。

(2) 临床乳房检查（CBE）：由医生进行乳房检查，通常是年度例行检查。医疗专业人员通过触摸和检查来寻找乳房的异常变化。

(3) 乳腺X射线检查使用X射线来获取乳腺图像，以便检测异常，特别是微小的肿瘤。常规筛查建议从40岁开始，每年1次。

(4) 乳腺超声检查：使用超声波来生成乳腺组织的图像，常用于评估肿块的性质，特别适用于年轻女性或乳腺密度高的女性。

(5) 乳腺磁共振成像（MRI）：对于高风险人群或具有特殊情况的人可能会进行乳腺MRI检查，可以提供更详细的乳腺图像，有助于医生评估任何异常。

（6）乳腺活检：如果在其他筛查中发现异常，医生可能会采用穿刺活检、核磁引导活检等方法确定是否存在乳腺癌。

定期的乳腺筛查对于早期发现乳腺癌非常重要，但是选择哪一种方法取决于个体的风险因素和医生的建议。

27. 与乳腺癌相关的肿瘤标志物有哪些？

答：肿瘤标志物是一种可以在体内检测出的生物分子，它们的水平可能与某种特定类型的肿瘤相关联，常用于监测乳腺癌患者的疾病进展、治疗反应和复发情况，并不是用于早期乳腺癌筛查或诊断的首选方法。早期筛查常采用成像技术如乳腺 X 射线检查，而诊断则需要组织活检等方法。

与乳腺癌相关的常见肿瘤标志物有以下几种：

（1）癌抗原 15-3（CA15-3）：CA15-3 是一种糖蛋白，通常在乳腺癌细胞中产生，用于监测乳腺癌患者的治疗反应和复发情况，尤其是在晚期阶段。然而，CA15-3 不适用于乳腺癌的早期筛查，其升高并不一定表示存在肿瘤。

（2）癌抗原 27.29（CA27.29）：与 CA15-3 类似，CA27.29 也用于监测乳腺癌患者的治疗反应和复发情况。常与 CA15-3 一起使用，但也不适用于早期筛查。

（3）癌胚抗原（CEA）：CEA 是一个广泛用于多种癌症类型的标志物，包括乳腺癌。可能在乳腺癌晚期或复发时升高，但不够特异，不能单独用于诊断或筛查。

（4）人类表皮生长因子受体 2（HER-2）：HER-2

是一种生长因子受体，它在某些乳腺癌患者中过度表达，对乳腺癌的治疗选择非常重要。过度表达 HER-2 的肿瘤可能会对某些治疗药物产生更好的反应，因此，进行 HER-2 检测可帮助医生确定患者是否适合接受针对这一受体的治疗。

28. 什么是乳腺 X 线检查？

答：乳腺 X 线检查，又称乳腺 X 光检查或乳腺钼靶检查，是乳腺癌筛查和诊断的常见方法。但是并非所有的人都需要做乳腺 X 线检查。

（1）乳腺 X 线检查的优点：①能在早期发现乳腺癌；②能显示乳腺微小病变；③可监测肿瘤大小和治疗效果；④检查简便且成本相对较低。

（2）乳腺 X 线检查的缺点：①辐射暴露；②不适于年轻女性或乳腺密度高者；③存在假阳性和假阴性；④不适用于 D 型致密型等乳腺组织类型；⑤孕期，尤其是怀孕初期，不建议检查。

29. 什么是乳腺超声检查？

答：乳腺超声检查是一种成像技术，用于评估乳腺组织，特别是在乳腺 X 线检查无法提供清晰信息时。但是并非所有的人都需要做乳腺超声检查。

（1）乳腺超声检查的优点：①无辐射；②安全性高，适用于孕妇和年轻女性；③乳腺密度不影响结果；④能帮助医生区分乳腺囊肿、脂肪瘤等良性病变与乳腺癌等恶性病变；⑤辅助诊断乳腺 X 线检查中发现的异常；⑥在进行乳腺穿刺活检时帮助医生定位引导。

（2）乳腺超声检查的缺点：①乳腺深部结构的可视化上受到限制；②不足以独立诊断乳腺癌，需要与其他成像技术如乳腺 X 线或乳腺 MRI 结合使用；③高度依赖彩超操作者技能和经验；④不适合全面筛查；⑤不适用于评估微小钙化灶。

30. 什么是乳腺 CT 检查？

答：乳腺 CT（computed tomography）是一种影像学检查方法，用于评估乳腺组织。尽管它不是乳腺疾病诊断的首选方法，但在某些情况下仍然有其应用价值，且并非所有的人都需要做乳腺 CT 检查。

（1）乳腺 CT 检查的优点：①高分辨率图像，能够清晰地展示乳腺组织的微小结构；②在全面展示乳腺图像方面具有优势，能更准确地定位问题区域；③进行乳腺活检或手术时的定位工具；④不受乳腺密度的影响，适用于不同乳腺类型；⑤无须对乳腺进行压缩，减少检查的不适感；⑥有效检测深部乳腺病变。

（2）乳腺 CT 检查的缺点：①辐射暴露；②不适用于乳腺癌的筛查；③有限的组织对比度；④操作员的经验和技能对结果的质量有重要影响；⑤成本较高。

31. 什么是乳腺 MRI 检查？

答：乳腺 MRI（magnetic resonance imaging）是一种先进的医学影像技术，用于评估乳腺组织，特别适用于乳腺癌的筛查和诊断。但并非所有的人都需要做乳腺 MRI 检查。

（1）乳腺 MRI 检查的优点：①高分辨率图像，能够清晰地显示乳腺内的微小结构；②无辐射；③乳腺密度不影响结果；④对于早期乳腺癌的检测非常敏感；⑤同时双侧乳腺评估；⑥无须对乳腺进行压缩：与乳腺X线检查不同，无检查不适感；⑦多平面成像，全面评估乳腺组织。⑧帮助医生更准确地区分良性乳腺病变与恶性乳腺癌。

（2）乳腺MRI检查的缺点：①成本较高；②检查时间较长；③可能需要造影剂，不适用于所有的患者；④假阳性率较高：可能产生假阳性结果；⑤不适用于大规模筛查；⑥检查空间密闭，不适用于部分难以耐受的患者。

32. 什么是骨扫描检查？

答：骨扫描（bone scan），也称骨骼核素扫描或骨密度扫描，是一种核医学成像技术，用于评估骨骼系统的疾病或异常，如骨折、骨转移和骨炎症等。但并非所有的人都需要做骨扫描检查。

（1）骨扫描检查的优点：①对于检测骨骼系统中的异常高度敏感；②全身性评估，全面了解骨密度和骨健康；③无痛无创；④对比度好，可以清晰显示异常骨组织与正常骨组织之间的差异；⑤早期骨疾病检测；⑥高分辨率图像。

（2）骨扫描检查的缺点：①低特异性，可以检测到骨骼异常，但不能确定异常的具体病因；②辐射暴露；③检查耗时较长；④有时会产生假阳性结果；⑤空间分辨率相对有限，可能无法检测到非常小的骨折或微小的骨病变；⑥成本较高。

33. 什么是乳腺红外线扫描检查？

答：乳腺红外线扫描检查是一种用红外线来观察乳腺

健康状况的技术。它的工作原理是利用红外线穿透乳腺组织，同时，血液中的血红蛋白会吸收红外线。红外摄像机捕捉这些光线信息，然后转化成一幅热图像，我们就能看到乳腺的热分布情况。在这个过程中，因为血红蛋白吸收红外线，会在图像上形成一些阴影。通过观察这些阴影的大小、形状、位置、颜色深浅、血管的走向以及边界，医生可以发现并判断乳腺是否存在疾病。但是，并不是所有的人都需要进行乳腺红外线扫描检查。

（1）乳腺红外线扫描的优点：有报道显示，红外线诊断恶性肿瘤的检出率可达99.2%。

（2）乳腺红外线扫描的缺点：由于其不能显示钙化，且不能准确显示肿瘤的大小、位置及深度，所以对<2cm乳腺癌的诊断符合率比较低，临床上还不能作为独立的检查和诊断方法。

34. 如何进行乳腺自检？

答：月经正常的女性可在月经来潮后的第9~11天进行乳腺触诊；已绝经妇女则每月固定一天进行乳腺检查。

（1）洗澡时，可以对着镜子观察两侧乳房是否对称，外形有无改变、乳头是否回缩、是否有溢液、乳腺皮肤是否完整。

（2）用敏感的指腹进行自查，顺时针方向由外向内按压检查乳腺，避免用手指捏乳房，还要检查腋下有无淋巴结肿大。

（3）对于无法完成站立检查者，需要平躺检查。用中间三根手指的指肚在乳腺上平行滑动，要有一定压力，按照一定的顺序检查。右侧乳腺按逆时针方向触摸，左侧乳腺按顺时针方向触摸。检查乳头乳晕区时，以手指向胸壁方向触压。

（4）注意检查乳头，以大拇指和食指压挤乳头，注意有无异常分泌物。

（5）一旦发现肿块、橘皮样改变、皮肤溃烂、发红/发热、乳头溢液、小凹点、深部硬结、乳头内陷、静脉显现等异常情况，必须及时到医院就诊。

35. 普通人群如何筛查乳腺癌？

答：对于普通人群的乳腺癌筛查，需要分阶段进行。

（1）20~39岁：每月自我检查乳腺1次，每1~3年临床检查乳腺1次。

（2）40~69岁：适合机会性筛查和群体性筛查；每1~2年乳腺X线检查（条件不具备时可选择乳腺超声检查）乳腺1次；致密型乳腺（腺体为c型或d型）建议联合超声检查；每月自我检查乳腺1次，每年临床检查乳腺1次。

（3）70岁及以上：机会性筛查（有症状或可疑体征时进行影像学检查）；每月自我检查乳腺1次；每年临床检查乳腺1次。

36. 哪些人属于乳腺癌高危人群？

答：符合以下其中一种情况者即考虑为乳腺癌高危人群。

（1）有明显的乳腺癌遗传倾向者：指一级亲属即母亲、女儿及姐妹有乳腺癌或卵巢癌病史或携带BRCA1/2基因致病性遗传突变；二级亲属指姑、姨、祖母和外祖母中有2人及以上50岁前患乳腺癌或卵巢癌。

（2）既往有乳腺导管或小叶不典型增生或小叶原位癌的患者。

（3）30岁前接受过胸部放疗。

（4）不生育或初产年龄≥35岁的女性。

（5）初潮年龄≤12岁的女性。

（6）行经时间≥42年的女性。

37. 高危人群如何筛查乳腺癌？

答：高危人群需要从年龄、检查时间等方面来筛查乳腺癌。

（1）推荐将常规筛查年龄提前，在年龄<40岁时即开展乳腺筛查。

（2）每年进行1次乳腺X线检查。

（3）每6~12个月进行1次乳腺超声检查和乳腺体检。

（4）必要时需联合乳腺增强MRI进行筛查。

38. 怎么科学评估乳腺彩超的BIRADS分级？

答：根据乳腺结节的形态、边界清晰程度、边缘规则程度、回声等因素对其危险度进行评分，制定了BIRADS分级评估标准。

（1）评估不完全

BI-RADS 0类：需要其他影像学检查（如乳腺X线摄影检查或MRI等）进一步评估。

（2）评估完全

①BI-RADS 1类：无异常所见，为阴性，一般建议每年常规体检一次。

②BI-RADS 2类：多见于单纯性囊肿、积乳囊肿及术

后改变等,属良性病灶(类似于葡萄→葡萄汁,无果肉)。建议每6～12个月复查一次。

③BI-RADS 3 类:可能良性病灶(类似于葡萄→干果肉),包括圆形或椭圆形、边缘光整、横径大于高径的实性肿块以及触诊阴性的复杂囊肿和簇状微囊肿,建议短期内(3～6个月)复查并增加其他检查。

④BI-RADS 4 类:可疑的恶性病灶。此类病灶的恶性可能性为3%～95%。目前可将其划分为4A、4B及4C类。4A类恶性符合率为3%～10%;4B类恶性符合率为11%～50%;4C类恶性符合率为51%～94%。建议行病理学检查以明确诊断。

⑤BI-RADS 5 类:高度可能恶性,其恶性可能性≥95%,应开始进行积极的治疗,经皮穿刺活检(通常是影像学引导下的空芯针穿刺活检)或手术治疗。

⑥BI-RADS 6 类:已行活检证实为恶性。

第四章

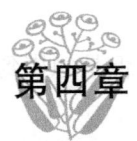

诊断篇

39. 乳腺癌有哪些常见的临床表现?

答:早期乳腺癌一般不具备典型的症状和体征,常通过体检或乳腺癌筛查发现,而且发现时大多已为中晚期。因此,我们需要知道以下几个常见的临床表现。

(1)乳腺肿块:肿块多为单发,质硬,边缘不规则,表面欠光滑;大多数为无痛性肿块,仅少数伴有不同程度的隐痛或刺痛。

(2)乳头溢液:非妊娠期乳头有血液、浆液、乳汁或脓液流出,或停止哺乳半年以上仍有乳汁流出。若出现单侧单孔的血性溢液,应进一步行乳管镜检查。

(3)皮肤改变:最常见的皮肤改变是酒窝征,即橘皮样改变,晚期皮肤出现卫星结节。

(4)乳头、乳晕异常:乳头乳晕表现为乳头皮肤瘙痒、糜烂、破溃、结痂、脱屑,伴灼痛,甚至乳头回缩或抬高。

(5)腋窝淋巴结肿大:有些隐匿性乳腺癌患者以腋窝淋巴结肿大为首发症状。初期出现同侧腋窝淋巴结肿大,随着病情发展,淋巴结逐渐融合,晚期可在锁骨上和对侧腋窝摸到淋巴结。

40. 触摸到乳房肿块一定是乳腺癌吗？

答：虽然乳房肿块是乳腺癌患者的主症，但是触摸到乳房肿块并不一定是乳腺癌。

临床上，很多疾病都会出现乳房肿块，较常见的是乳腺增生。乳腺增生患者会出现乳房胀满、疼痛，能触摸到肿块。肿块多呈单个或多个，质地较软，月经前明显，随着月经的结束，肿块会明显减少或消失。此之外，还有乳腺纤维腺瘤、乳腺囊肿等良性病变。肿块多呈圆形或椭圆形，质地柔软。而乳腺癌的肿块质地较硬，形状不规则、表面不光滑、边缘不清楚，且不容易被推动，大多为单个，偶尔也出现多个。还可能伴有乳房异常分泌物、皮肤改变、乳房橘皮样改变，乳头内陷或回缩及腋窝肿块等症状。

41. 乳腺癌患者的乳腺肿块一定会红肿热痛吗？

答：乳腺癌患者的乳腺肿块不一定会红肿热痛。

乳腺癌早期不会出现疼痛感，但随着疾病进展、肿块增大，则可能会出现疼痛。但是，有一类特殊类型的乳腺癌——炎性乳腺癌，则会出现皮肤红肿、皮温升高等症状，还可能伴有乳头凹陷、皮肤皱褶或溢液、橘皮样改变等症状。如果发现乳房出现红肿、热痛等炎症症状，尤其是伴随着病情迅速进展和其他异常表现，应立即就医，进行检查和评估。

42. 乳腺癌会转移到哪些部位？

答：乳腺癌会转移到肺、胸膜、骨、肝、脑等部位。

（1）肺及胸膜转移：肺是乳腺癌常见的转移部位，常表现为双侧多发性结节。患者可出现咳嗽、咯血、呼吸困难、胸痛等症状。胸膜转移的患者主要症状表现为咳嗽、疲乏、虚弱、呼吸困难，部分患者有胸痛。

（2）骨转移：骨转移最易受累的部位，依次为脊柱、肋骨、骨盆及长骨，亦可出现在肩胛骨、颅骨等部位，主要表现为骨痛、高钙血症、碱性磷酸酶升高、乳酸脱氢酶升高等。

（3）肝转移：肝转移灶较小时，并无特殊症状，当肿块较大，或范围较广时可出现肝肿大、肝区疼痛、食欲下降、腹胀等，晚期可出现黄疸、腹水等症状。

（4）脑转移：脑转移主要表现为脑膜及脑实质转移。脑实质转移的临床表现主要有颅内压增高，表现为头痛、呕吐和视神经盘水肿，可出现癫痫发作。脑膜转移主要表现有脑膜刺激征、颅神经受累、颅内压增高等。

43. 诊断乳腺癌的金标准是什么？

答：诊断乳腺癌的金标准是组织学病理检查。这种检查通常包括多种类型的标本采集，标本的选择取决于病人的具体情况和医生的判断。

（1）穿刺活检标本：通过在乳腺区域进行穿刺，取得细胞样本进行病理学分析，这是一种常规的、快速的诊断方式。

（2）真空辅助微创活检标本：通过使用真空设备辅助，可以获取更准确的组织样本，是一种更为精细的活检方式。

（3）乳腺肿物切除标本：适用于肿块较大的情况，通过手术切除肿物并获取组织样本。

（4）保乳切除标本：保留乳房的同时切除肿瘤组织获

取的标本。

（5）全乳切除标本：包括单纯切除术和改良根治术获取的标本。

（6）前哨淋巴结活检标本及腋窝淋巴结标本：这两种标本主要用于评估肿瘤是否扩散到淋巴结。

44. 什么是乳腺原位癌？

答：乳腺原位癌，指的是乳腺的癌变局限于上皮细胞而没有突破基底膜，未侵犯乳腺小叶之间的间质。根据组织来源的不同，乳腺原位癌又分为导管原位癌和小叶原位癌。乳腺原位癌通常无明显的症状，可通过乳腺癌筛查或其他影像学检查发现，如乳腺钼靶、X 线造影、超声、MRI、乳腺活检等方法。由于乳腺原位癌尚未扩散，治愈率较高。因此，定期的乳房临床检查非常重要，能早期发现及早期诊断原位癌，从而以最小的创伤来获取最好的疗效。

45. 什么是浸润性乳腺癌？

答：浸润性乳腺癌是指癌细胞已经破坏了乳腺导管或小叶腺泡的基底膜，开始侵入周围组织的一种恶性肿瘤。其大部分属于腺癌，起源于乳腺组织里的一种上皮细胞。浸润性乳腺癌可根据各自特有的预后或临床特征，明确分为不同的组织病理学类型。一旦癌细胞突破基底膜，就可能会扩散到淋巴结或者血液里，向周围蔓延。因此，这一类型乳腺癌恶性程度较高，扩散和转移较快，治疗效果也相对较差，平均的生存时间较短，需要积极地治疗。

46. 乳腺癌的分子分型有哪些?

答：乳腺癌的分子分型与乳腺癌的治疗方案制定密切相关，根据患者的激素受体和细胞分子状态，以及是否有基因突变具体可分为四个分子分型：Luminal A 型、Luminal B 型、HER-2 过表达型和三阴型。其中 Luminal A 型和 Luminal B 型属于我们常说的激素受体阳性的类型，且这两种分子分型均为 HER-2 阴性。HER-2 过表达型根据激素受体是否阳性还可分为 HER-2 阳性（HR 阴性）和 HER-2 阳性（HR 阳性）两种。

47. 什么是 HER-2 阳性乳腺癌?

答：HER-2 阳性乳腺癌是指乳腺癌细胞表面过度表达人表皮生长因子受体（HER-2）蛋白，约占乳腺癌的 20%~25%。HER-2 阳性乳腺癌的诊断通过免疫组化染色或原位杂交等方法来检测。HER-2 阳性主要包括以下情况：HER-2 免疫组化（3+）；或者是 HER-2 免疫组化（2+），同时原位杂交（ISH）检测阳性。若免疫组化（1+/2+），同时 ISH 检测为阴性，则为 HER-2 低表达。相较于其他乳腺癌亚型，HER-2 阳性乳腺癌生长较快，并且具有高度的侵袭性和较高的浸润及转移倾向，预后相对较差。

48. 什么是 HR+乳腺癌?

答：激素受体阳性（HR+）乳腺癌是指乳腺癌细胞表达有雌激素受体（ER）和/或孕激素受体（PR），是常见的乳腺癌类型之一，约占乳腺癌的 60%~70%。ER 和 PR

受体均是一种蛋白质分子，可与相应激素（ER与雌激素结合，PR与孕激素结合）发生特异性结合而形成激素-受体复合物，从而使激素发挥作用。ER和PR受体的表达采用免疫组化染色检测，阳性表示乳腺癌细胞对雌激素和孕激素有反应，免疫组化显示：ER（+）和/或PR（+）。

激素受体阳性乳腺癌主要有两个特点：一是激素依赖性，说明此类型患者的癌细胞与激素密切相关，乳腺癌的生长和进展均依赖于体内的激素水平。二是肿块生长较慢，预后比激素受体阴性乳腺癌好。

49. 什么是三阴型乳腺癌？

答：三阴型乳腺癌（TNBC）是指免疫组化染色中ER、PR表达均<1%，并且无HER-2过表达或基因扩增的一种乳腺癌亚型。ER、PR和HER-2的表达常通过免疫组化染色检测。如果乳腺癌细胞不能表达出这些受体，则被认为是三阴型乳腺癌。TNBC具有较高的侵袭性、浸润性、转移性，预后相对较差，是乳腺癌治疗中最为棘手的一种。

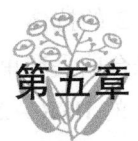

第五章

治疗篇

50. 什么是靶向治疗?

答:靶向治疗是 HER-2 阳性乳腺癌的主要治疗策略。顾名思义,靶向治疗就是致力于精准打靶的一种治疗方式,其以肿瘤细胞的标志性分子为靶点,可分为两大类:一类是肿瘤细胞靶向治疗;另一类是肿瘤血管靶向治疗。肿瘤细胞靶向治疗是利用肿瘤细胞表面的特异性抗原或受体作为靶点,而肿瘤血管靶向治疗则是利用肿瘤区域、新生毛细血管内皮细胞、表面特异性抗原或受体起作用。其可通过抑制肿瘤细胞增殖、干扰细胞周期、诱导肿瘤细胞分化、抑制肿瘤细胞转移、诱导肿瘤细胞凋亡及抑制肿瘤血管生成等途径达到治疗肿瘤的目的。

51. 乳腺癌有哪些常见的靶向治疗药物?

答:乳腺癌的常见靶向治疗药物有曲妥珠单抗、帕妥珠单抗等。

(1)曲妥珠单抗:是乳腺癌的首款靶向药物,用于治疗 HER-2 阳性的转移性乳腺癌,对于乳腺癌治疗效果显著。目前该药已在国内上市并纳入医保且应用广泛。

(2)帕妥珠单抗:适用于 HER-2 阳性的转移性乳腺

癌。目前已在国内上市并纳入医保。

（3）恩美曲妥珠单抗：是一种靶向HER-2的抗体-药物偶联物（ADC），适用于接受了紫杉烷类联合曲妥珠单抗为基础的新辅助治疗后，仍残存侵袭性病灶的HER-2阳性早期乳腺癌。

（4）德曲妥珠单抗：也是一种靶向HER-2的ADC，适用于既往接受过一种或一种以上抗HER-2药物治疗的，不可切除或转移性HER-2阳性的成人乳腺癌；既往在转移性阶段接受过至少一种系统治疗，或在辅助化疗期间与完成辅助化疗之后6个月内复发的，不可切除或转移性HER-2低表达（IHC 1+或IHC 2+/ISH-）的成人乳腺癌。

（5）奈拉替尼：是针对HER-2和HER-1多靶点的不可逆的泛ErbB受体酪氨酸激酶抑制剂。使用曲妥珠单抗耐药的HER-2阳性乳腺癌患者在使用奈拉替尼治疗后仍能取得良好的治疗效果。

（6）吡咯替尼：是不可逆的小分子受体酪氨酸激酶抑制剂，能显著抑制表皮生长因子受体（EGFR）和HER-2。该药联合卡培他滨，适用于治疗HER-2阳性、既往未接受或接受过曲妥珠单抗的复发或转移性乳腺癌，且使用本品前患者应接受过蒽环类或紫杉类化疗。

（7）贝伐珠单抗：可选择性地与VEGF结合并阻断其生物学活性，影响新生血管的形成，从而抑制肿瘤的生长。目前CSCO指南将其作为三阴性晚期乳腺癌的Ⅱ级推荐治疗方案。

52. 靶向药物的常见不良反应是什么？

答：靶向药物的常见不良反应表现在皮肤、消化道、心脏、口腔、血液系统等方面。

(1) 皮肤反应：皮肤反应是靶向药物最普遍的不良反应，其发生率高达70%以上。常见的皮肤反应包括皮疹、甲沟炎及甲裂、皮肤干燥、毛发改变等。一般在用药的2周内出现，多见于头皮、面部、颈部、胸背部等部位。多数患者的皮肤反应较为轻微，常表现为瘙痒、皮疹、粉刺等。此时，温水擦拭、涂抹尿素软膏等方法可以减轻瘙痒感。同时，患者需尽量避免对瘙痒的皮肤进行挠抓，以免抓破表皮引起感染。少部分患者的皮肤可出现严重的痤疮，此时应及时前往皮肤科就诊。

(2) 消化道反应：胃肠道反应主要表现为轻度的食欲减退、消化不良、腹泻等症状。通过改变饮食习惯、少食多餐、加大食物中优质蛋白的占比等方式可以减少消化道不良反应。此外，个别患者可能会出现胃痛、胃胀、呕吐等症状，此时应及时就医。

(3) 心脏毒性：首次使用曲妥珠单抗时，需要评估患者的心脏功能，患者应如实告知用药史和过敏史。患者至少3个月进行一次心脏检查。使用曲妥珠单抗治疗前1~2天，可给予营养心肌的药物，并进行心肌酶谱、心电图、超声心动图、心功能等检查，重点监测左室射血分数的变化。如果左心射血分数减少50%或增加10%，则要暂停用药，经过心脏治疗后，评估合格才可以再次用药。如果左心射血分数增加20%以上，或出现其他3级心脏毒性，则需要永久停药。

(4) 口腔黏膜炎、口腔溃疡：许多患者在使用靶向药物之后会出现口腔溃疡、口腔黏膜炎症等不良反应。用药期间应注意观察口腔黏膜情况，保持口腔卫生，少食多餐，避免吃辛辣、过硬、过热的食物。适当增加含锌食物的摄入、补充维生素 B_2、维生素 C 等，可以促进黏膜创口愈合。饭后用生理盐水（浓度为 0.9% 的氯化钠溶液）或者漱口水漱口，预防口腔溃疡。如发生口腔溃疡，用云南白药外敷创面。疼痛严重者可加用2%的利多卡因、硫糖铝等局部用药。

（5）血液学毒性：血液学毒性方面，患者主要表现为轻度的贫血、白细胞和血小板减少。在治疗期间患者应养成良好的习惯，保持环境的清洁卫生，少去人群密集的地方，预防感染。监测血常规，每周 1 次。如果出现贫血及感染的表现，皮肤有出血点、瘀点、瘀斑及咯血、黑便、便血、鼻出血等出血表现，则要告知医生进行及时处理。

53. 乳腺癌常用的内分泌治疗药物有哪些？

答：内分泌治疗是通过调节体内激素水平来抑制乳腺癌生长的一种治疗方式，通常运用于 HR +（ER + 和/或 PR +）的乳腺癌患者。

（1）选择性 ER 调节剂（SERM）

代表药物：他莫昔芬（TAM）、托瑞米芬、雷洛昔芬。

作用机制：结构类似雌激素，能与雌二醇竞争胞内雌激素受体，与受体形成稳定的复合物并转运于核内，使胞内雌激素受体被耗竭，阻断雌二醇体内吸收，从而抑制雌激素依赖性的乳腺癌生长。

（2）选择性 ER 下调剂（SERD）

代表药物：氟维司群。

作用机制：通过与雌激素受体结合，导致受体主要功能基团失活，同时引起雌激素受体降解及信号通路的阻断，引起雌激素、孕激素受体在细胞水平的表达急剧减少，阻止或延缓内分泌治疗的耐药。

（3）卵巢功能抑制剂（OFS）

代表药物：戈舍瑞林、亮丙瑞林。

作用机制：通过对垂体持续刺激，抑制垂体分泌促卵泡激素（FSH）和促黄体激素（LH），从而达到下调雌激素水平的目的。

（4）芳香酶抑制剂（AI）

代表药物：来曲唑、阿那曲唑、依西美坦。

作用机制：芳香化酶在人体内，能够催化雄激素向雌激素转化，是绝经后女性体内雌激素的主要来源。芳香化酶抑制剂可以抑制芳香化酶的功能，减少转化而来的雌激素，进一步降低血液中的雌激素水平。

（5）CDK4/6 抑制剂

代表药物：哌柏西利、阿贝西利。

作用机制：通过阻断细胞周期中 G1 期到 S 期的进程来抑制 ER 阳性乳腺癌细胞的增殖。

（6）组蛋白去乙酰化酶抑制剂

代表药物：西达本胺。

作用机制：通过抑制组蛋白去乙酰化酶的活性，提高组蛋白的乙酰化水平引发染色质重塑，改变肿瘤发生的多条信号通路的基因表达，促进肿瘤细胞生长停滞、分化及凋亡。

（7）mTOR 抑制剂

代表药物：依维莫司。

作用机制：可抑制 mTOR 信号通路，阻断各种生长因子的信号传导，抑制肿瘤生长。

（8）性激素类药物

代表药物：甲地孕酮。

作用机制：通过负反馈作用抑制卵泡刺激素和黄体激素的分泌，减少卵巢雌激素的产生；通过抑制促肾上腺皮质激素的分泌，减少肾上腺皮质中雌激素的产生；与 PR 结合后竞争性抑制雌二醇与 ER 的结合，阻断雌激素对乳腺癌细胞的作用。

54. 绝经前的激素受体阳性乳腺癌患者如何进行内分泌治疗？

答：绝经前的激素受体阳性乳腺癌患者需要根据风险程度进行内分泌治疗。

（1）低危患者：如果病情比较轻，医生可能会建议使用他莫昔芬（TAM）单药治疗。

（2）存在 TAM 禁忌证的任何风险级别患者：推荐使用卵巢功能抑制（OFS）+ AI 来治疗。这种方法可以帮助控制病情，同时保留生育能力。

（3）中危患者：可使用 TAM + OFS 辅助治疗，对于中高危的早期绝经前 HR（+）乳腺癌患者接受含 OFS 的内分泌治疗方案，且首推 GnRHa 类药物（戈舍瑞林、亮丙瑞林等）去势。OFS 药物去势联合内分泌治疗可改善绝经前 HR + 乳腺癌患者预后，同时其卵巢功能抑制作用可逆，有利于保留年轻患者的生育能力。

（4）高危患者：可使用 AI + OFS + CDK4/6 抑制剂辅助治疗 5 年。

与绝经后乳腺癌相比，绝经前乳腺癌往往更具侵袭性，且绝经前患者接受 OFS 达到的人工绝经状态并不等同于自然绝经状态，因此，不同靶向药物对于绝经前后患者的治疗效果可能也存在差异。

55. 绝经前乳腺癌患者使用内分泌治疗后会不会影响月经？

答：绝经前乳腺癌患者使用内分泌治疗后会影响月经。

（1）月经周期的改变：内分泌治疗常导致月经周期不规律或经期延长。

（2）月经量的变化：月经量减少，有些患者可能在治疗过程中停经或闭经。

（3）月经质地的改变：月经变得更加稀薄或者在质地上发生变化。

（4）伴随症状：一些患者可能会在内分泌治疗期间出现腹痛、乳房胀痛、恶心等症状。内分泌治疗的具体影响因个体差异而异。月经的变化常在治疗开始后几个月内出现，甚至治疗结束后仍可能存在。

56. 绝经后的乳腺癌患者如何进行内分泌治疗？

答：对于绝经后的乳腺癌患者，辅助内分泌治疗首选第三代芳香化酶抑制剂口服 5 年，也可以选用口服他莫昔芬 2~3 年后序贯第三代芳香化酶抑制剂至 5 年，或口服他莫昔芬 5 年，序贯第三代芳香化酶抑制剂 5 年的治疗方案。对患者存在芳香化酶抑制剂禁忌证，或不能接受芳香化酶抑制剂，或不能耐受芳香化酶抑制剂，可口服他莫昔芬 5 年。

57. 乳腺癌治疗期间出现绝经，是否有利？

答：乳腺癌治疗期间出现绝经，既有利又不利。

（1）有利因素。①提高治疗成功的概率：某些类型的乳腺癌对雌激素敏感，通过诱导绝经来减少雌激素水平，从而减缓或阻止癌细胞的生长。这对某些患者来说可以提高治疗的成功概率。②降低复发的风险：绝经后，乳腺癌的复发风险会降低，因为大多数癌症细胞需要雌激素来生长。绝经后，雌激素水平降低，减少了复发的可能性。

（2）不利因素。①出现绝经症状：绝经会引发一系列症状，如潮热、情绪波动、骨密度下降等，这些症状可能会影响患者的生活质量。②骨密度下降：绝经后，骨密度会下降，增加了骨折的风险。这可能需要额外的骨密度监测和治疗。③心血管健康：长期雌激素缺乏可能会对心血管健康产生影响。因此，需要在治疗过程中关注心血管风险，并采取适当的预防措施。

58. 如何判断自己是否处于绝经状态？

答：绝经可分为自然绝经和人工绝经，一般是指月经永久性停止，提示卵巢合成的雌激素持续性减少。满足以下任意一条者，则认为达到绝经状态。

（1）双侧卵巢切除术后。

（2）年龄≥60岁。

（3）年龄＜60岁，自然停经≥12个月，在近1年内未接受化疗、三苯氧胺、托瑞米芬或卵巢去势的情况下，FSH和雌二醇水平在绝经后范围内。

（4）年龄＜60岁，正在服用三苯氧胺或托瑞米芬的患者，FSH和雌二醇水平连续两次在绝经后范围内。

另外，检测性激素六项，性激素六项可以判断卵巢是否衰竭，是否仍有潜在的功能。除了检查之外，临床上还表现出生殖器官萎缩、老年性阴道炎、精神情绪不稳、容易急躁、骨关节疾病等。卵巢切除后出现的闭经称为人工绝经，但单纯切除子宫，虽然月经不再来潮，但卵巢功能正常者，不属于绝经范畴。

59. 乳腺癌患者需要进行术后辅助放疗吗？

答：乳腺癌患者是否需要进行术后辅助放疗，取决于患者的具体病情和治疗需求。出现以下情况需要考虑术后辅助放疗。

（1）保乳术后：对于早期乳腺癌患者，如果进行了保乳手术，术后常需要通过全乳放疗来降低局部复发的风险。

（2）淋巴结阳性：如果出现腋窝淋巴结阳性，特别是转移数目达到或超过4个，术后放疗可以降低局部区域复发率。

（3）高危因素：具有高危预后因素的患者，如原发肿瘤较大（最大直径≥5cm）、肿瘤侵及乳腺皮肤或胸壁，或者有其他高风险特征，可能需要术后放疗。

（4）年龄和激素受体状态：年轻患者（小于40岁）或者激素受体阴性患者，可能因为复发风险较高而需要术后放疗。

（5）HER-2过表达：HER-2过表达的患者，特别是未接受靶向治疗者，可能需要考虑术后放疗。

（6）腋窝淋巴结清扫数目少：如果清扫的腋窝淋巴结数目少于10个且转移比例超过20%，可能需要术后放疗。

（7）新辅助治疗后：对于新辅助治疗后未达到病理完全缓解的患者，可能需要强化药物治疗联合放疗。

综上，术后辅助放疗的决策需要综合考虑患者的具体情况，并由多学科团队进行评估。医生应根据患者的病理特征、分期、年龄、激素受体和 HER-2 状态及其他临床因素来制订个性化的治疗计划。

60. 乳腺癌的手术方式有哪些？

答：对于乳腺癌的治疗，手术是常见的治疗方式之一，旨在切除癌组织及可能的淋巴结转移。手术方式主要包括保乳术、乳腺切除术、腋窝淋巴结清扫术、无淋巴结清扫术。

（1）乳房保留手术（保乳术）：这种手术方式旨在仅切除癌症病灶，保留尽可能多的健康乳腺组织，适用于早期乳腺癌或肿瘤相对较小、肿瘤位于乳腺的较小步行者。保乳术常需要配合放疗，以确保任何潜在的残留癌细胞被消灭。

（2）乳腺切除术（乳房切除术）：这种手术方式切除整个患乳，包括肿瘤病灶及周围的组织，适用于肿瘤较大，或保乳术无法保留足够的健康组织的情况。患者可以选择在手术后进行乳房重建手术。

（3）腋窝淋巴结清扫术（腋窝清扫术）：乳腺癌通常会扩散到腋窝淋巴结，在手术过程中，医生可能会检查并切除腋窝淋巴结，以确定是否存在淋巴结转移。

（4）无淋巴结清扫术（哨兵淋巴结活检术）：这是一种评估腋窝淋巴结状态的手术，通过在肿瘤周围注射放射性示踪剂或蓝染料，找到并移除前哨淋巴结，并进行病理检查。

61. 如何选择手术方式？

答：乳腺癌患者根据个体情况、肿瘤特征，有以下四

种常见的手术方式:

(1) 保乳手术（breast-conserving surgery, BCS）:这种手术保留了乳房的大部分组织,只移除了肿瘤周围的癌组织。选择 BCS 的考虑因素包括:①肿瘤大小和位置:BCS 通常适用于小肿瘤,而且要保证手术后的乳房外观自然;②患者的愿望:一些患者希望保留尽可能多的乳房组织;③辅助放疗:BCS 通常需要术后辅助放疗。

(2) 乳房切除术（mastectomy）:这种手术将移除整个乳房,有时还包括淋巴结。选择乳房切除术的适应证包括:①肿瘤的大小和位置:对于大型肿瘤或广泛的乳腺癌,乳房切除术可能是更好的选择;②乳腺癌类型:某些乳腺癌亚型可能需要更广泛的手术;③遗传因素:家族乳腺癌史可能会影响手术方式的选择;④患者意愿:患者可以根据自己的个人或心理原因选择乳房切除。

(3) 双侧乳房切除手术:适应于有高遗传风险或已经在一侧接受了乳房切除术的患者。

(4) 乳房重建:对于需要切除乳房的患者,可以选择进行乳房重建,以恢复乳房的形状和外观。

乳腺癌手术方式需要根据肿瘤大小和位置、淋巴结状况、乳腺癌分子亚型、年龄和健康状况、患者对外貌的偏好（是否愿意接受乳房重建）、预防复发的需求等因素来综合决定。

62. 如何判断手术效果?

答:可以通过术后的引流、淋巴结清扫等情况判断手术效果。

(1) 看引流:患者乳腺癌术后（腋窝清扫或者乳房切

除术），由于腋窝淋巴结清扫，正常的淋巴回流系统被破坏，导致淋巴液渗入皮下，出现皮下积液的现象，需要放置1~2根引流管用来引流积液。引流液的多少与患者的个人基础情况，如是否患有糖尿病、是否肥胖等有关。在患者自身状况较好的情况下，好的手术引流管在术后3~5天即可拔出。如果手术中损伤较大，有感染等问题，则会导致积液很多，引流管长时间不能移除。

（2）看淋巴结清扫情况：乳腺癌通过淋巴途径播散时，往往最先转移到腋窝的一个或几个淋巴结（即前哨淋巴结）。前哨淋巴结作为有效的屏障，可以暂时阻止肿瘤细胞在淋巴道内的进一步扩散，因此通过对前哨淋巴结进行病理检查可以判断整个区域淋巴结的状况，进而指导下一步的手术方式。如果前哨淋巴结没有转移就意味着整个腋窝淋巴结没有肿瘤转移，只需切除前哨淋巴结，而不是盲目进行腋窝淋巴结清扫；如果前哨淋巴结有转移，则要进行腋窝淋巴结清扫术。对于需要进行腋窝淋巴结清扫的患者，虽然淋巴结数量个体差异比较大，但一般认为最少需要清扫10枚。清扫干净后，腋窝一般会有一个5~10cm深的凹陷，如果腋窝看起来比较平坦，没有明显的凹陷，意味着清扫可能不够彻底。

（3）看上肢活动功能：成功的手术，患者于手术后20天能进行做操、开车等活动，否则，上肢不仅无法进行相关活动，还会水肿。

总的来说，判断手术效果需要综合考虑引流管的使用时间、引流液的多少、淋巴结的清扫情况以及患者的肢体功能等多个方面。

63. 什么是乳腺癌的"肚皮针"？

答：乳腺癌的"肚皮针"，指卵巢功能抑制剂类药物，也称绝经针，可作为乳腺癌内分泌治疗的一种方法。临床常用的药物有戈舍瑞林、亮丙瑞林、曲普瑞林。"肚皮针"可以抑制绝经前妇女的卵巢功能，抑制雌激素的产生和分泌，从而降低复发风险，提高乳腺癌患者的生存率。其还能保护卵巢功能，降低化疗对生育功能的损害，对于有生育需求的年轻乳腺癌患者可以保留一定的生育功能。但是，"肚皮针"也存在一定的毒副作用，如戈舍瑞林会引起月经失调、提前绝经、体重增加、骨密度下降等，亮丙瑞林则引起头痛、骨痛、乏力、感染、心血管症状及皮肤过敏等。

64. 哪些乳腺癌患者可以打"肚皮针"？

答：并非所有的乳腺癌患者都可以打"肚皮针"。一般情况下，如果乳腺癌患者处于绝经前且激素受体为阳性，则需要通过"肚皮针"来抑制卵巢产生雌激素。有以下情况的患者可以考虑打"肚皮针"。

（1）发病年龄在35岁及以下、淋巴结转移数目较多（4个及以上）、肿瘤分级较高、肿瘤较大，且辅助化疗后无绝经的高复发风险患者；

（2）45岁及以下，使用他莫昔芬治疗2年后仍未绝经的患者；

（3）无法耐受他莫昔芬不良反应的患者；

（4）不想卵巢早衰，需要保护卵巢功能的患者；

（5）有生育需求的年轻乳腺癌患者。

65. 什么是化疗？

答：化疗是化学药物治疗的简称，通过使用化学治疗药物杀灭癌细胞而达到治疗目的。化疗是目前治疗癌症最有效的手段之一，属于一种全身治疗，无论采用什么途径给药（口服、静脉和体腔给药等），化疗药物都会随着血液循环遍布全身的绝大部分器官和组织。因此，对一些有全身播散倾向的肿瘤及已经转移的中晚期肿瘤，化疗是主要的治疗手段。

66. 化疗需要按周期进行吗？

答：化疗需要按周期进行。

化疗周期是根据药物半衰期及肿瘤倍增时间来制订的，从使用化疗药物的第1天起，至第21天或第28天，即3~4周，称为一个周期。化疗周期的第1周，一般会用于化疗给药；第2周，化疗药物的毒性反应达到顶点，也是最需要患者及时抽血复查和医师严密监测的时间段；第3周，人体开始对化疗的损伤进行修复和补充。

2个化疗周期间需要一定的间歇期，让身体通过短时间的休息调整，恢复或重建机体免疫功能，使得各脏器功能得到充分修整。间歇的时间，以药物毒性作用基本消失、机体功能基本得到恢复、被杀伤的肿瘤细胞尚未得到修复为主要依据，还可以根据患者体质、化疗效果等进行判断。

67. 乳腺癌常用的化疗药物有哪些？

答：乳腺癌的化疗药物较多，可降低肿瘤临床分期，提高切除率和保乳率及杀灭手术无法清除的微小病灶，从而减少肿瘤转移或复发，提高患者生存率，延长患者生存周期。

乳腺癌的化疗药物主要有8类。(1) T：紫杉类，包括多西他赛、白蛋白紫杉醇、紫杉醇；(2) A：蒽环类，包括表柔比星、吡柔比星、多柔比星；(3) C：环磷酰胺；(4) P：卡铂、顺铂；(5) X：卡培他滨；(6) G：吉西他滨；(7) N：长春瑞滨；(8) F：氟尿嘧啶。在临床应用过程中，单一用药比较少，多采用几种药物的联合，如AC、TC，或者序贯治疗，如AC－T，以期达到更好的疗效。

68. 如何应对蒽环类化疗药物的心脏毒性？

答：蒽环类药物所致的心脏毒性主要表现在心功能不全、心力衰竭、心律失常及心包疾病，尤其是左心功能不全，常呈现出进展性和不可逆性。按照出现的时间，可将心脏毒性分为3类，即急性、慢性和迟发性心脏毒性。降低蒽环类药物心脏毒性风险的方法包括限制累积剂量、调整给药方法和时间、采用新的运输系统、应用心脏保护剂药物等。

69. 乳腺癌围手术期可以采用中医治疗吗？

答：乳腺癌围手术期可以采用中医治疗。

乳腺癌围手术期，是指入院开始到术后首次化疗开始的一段时间，分为术前、术后2个阶段。手术前，乳腺癌的以肿块为主症，中医病机特点以"郁"为主，属标实，辨证论治的目的主要在于改善患者身心状态，提高手术耐受性。手术后，多耗伤人体气血津液，出现虚证。此时，中医治疗以调补气血、扶正为主。乳腺癌根治术创面较大，术后易出现多种并发症，因此，需要采用治疗并发症的中药来缓解手术产生的不良影响，进而促进患者康复。

70. 乳腺癌围手术期的常用方剂有哪些?

答：治疗乳腺癌围手术期的中医方剂需根据手术阶段及并发症来制定。

（1）手术前及手术后

治法：益气养血，滋补肝肾。

常用方：四君子汤、四物汤、六君子汤、香砂六君子汤、八珍汤、人参养荣汤、十全大补汤、归脾汤、补中益气汤、当归补血汤、补阴煎。

（2）术后上肢淋巴水肿

治法：清热活血，利水消肿。

常用方：四妙勇安汤。

（3）术后皮下积液

治法：通阳益气，活血利水。

常用方：防己黄芪汤。

（4）术后皮瓣坏死

治法：补气生血，祛腐生肌。

常用方：八珍汤。

（5）术后焦虑

治法：疏肝解郁，养血健脾。

常用方：柴胡疏肝散。

（6）术后感染

治法：清热解毒，扶正祛邪。

常用方：黄连解毒汤。

（7）术后恶心呕吐

治法：健脾和胃，降逆止呕。

常用方：旋覆代赭汤。

71. 乳腺癌围手术期的常用中成药有哪些？

答：治疗乳腺癌围手术期的常用中成药有参麦注射液、艾迪注射液等。

（1）参麦注射液：益气养阴，扶正抗癌。

（2）艾迪注射液：益气养阴，化瘀解毒。

（3）参芪扶正注射液：益气扶正，促进机体康复，改善神疲乏力等症状。

（4）生血丸：补肾健脾、填精补髓，用于手术失血引起的贫血，口干、舌燥者慎用，内含雌激素中药紫河车，故 Luminal 型乳腺癌患者不宜久服。

72. 乳腺癌围手术期的常用膏方有哪些？

答：乳腺癌围手术期的常用膏方有参芪固本膏、扶正抑瘤膏等。

（1）参芪固本膏（国医大师周岱翰经验方）

功效：补益气血，养阴固本。

药物及制作方法：黄芪、党参、茯苓、山药、白术、砂仁、熟地黄、山楂、黄精、杜仲、肉苁蓉、山萸肉、淫羊藿、女贞子、五味子、旱莲草、当归、桂枝、阿胶、龟甲胶，加入黄酒、饴糖，按常规方法熬成膏滋方。

服用方法：每次用干净的勺子取约 15~20ml 服用，每日 2 次。

（2）全国名中医凌昌全经验方

功效：滋阴养血，活血化瘀。

药物及制作方法：莲子、灵芝、当归、熟地黄、川芎、白芍、黄精、鸡血藤、茯苓、肉桂、仙鹤草、巴戟天、山药、山楂炭、黄芪、陈皮、炙甘草、薏苡仁、党参、白术。上味共煎取浓汁，文火熬糊，再入鳖甲胶、龟板胶、饴糖等烊化收膏。

（3）扶正抑瘤膏（湖南省中西医结合医院制剂）

功效：补肾健脾，益气养阴。

药物及制作方法：山药、茯苓、灵芝、枸杞子、菟丝子、女贞子、夏枯草、白花蛇舌草、山楂、西洋参、黄芪、甘草。膏方煎制。

服用及保存方法：每次用干净的勺子取约10ml服用，每日3次。冰箱冷藏。

（4）益精填髓生血方（江西中医院制剂）

功效：益气生血，益精填髓。

药物及制作方法：党参、黄芪、当归、仙茅、淫羊藿、熟地黄、山茱萸、山药、枸杞子、菟丝子、凤凰衣、连翘、砂仁、鸡血藤、阿胶珠、鹿角胶、龟甲胶等。膏方煎制。

服用方法：①大骨头煲汤，兑入膏方1~2包，温服，中、晚餐时。②在100ml左右温水中兑入膏方1包，每日1~2次。

73. 乳腺癌围手术期的常用中药药膳有哪些？

答：乳腺癌围手术期的常用中药药膳有蟹壳粉、金银花蒲公英糊等。

(1) 蟹壳粉（《经验方》）

功效：软坚散结。

适应证：乳腺癌术前肿块坚硬且较大，证属痰瘀内结者。

组成：生螃蟹壳。

制作方法：将螃蟹壳洗净，晒干或烘干，焙黄后研磨成细末，备用（注意防潮）。

(2) 金银花蒲公英糊（《百病食疗》）

功效：清热解毒。

适应证：乳腺癌术区红肿热痛，证属热毒炽盛者。

组成：金银花，鲜蒲公英。

制作方法：金银花洗净，放入冷水中浸泡30分钟，捞起，切成碎末备用。鲜蒲公英全草择洗干净，切碎捣成泥状，与金银花碎末一同放入锅中，加适量清水，大火煮沸后小火熬煮成糊状。

(3) 菊叶三七猪蹄汤（《常见肿瘤中西医诊疗与调养》）

功效：活血补血，解毒消肿。

适应证：乳腺癌围手术期之血虚血瘀证者。

组成：菊叶三七（鲜品），猪蹄，当归，王不留行，大枣，生姜。

制作方法：猪蹄洗净，焯水后捞出过冷水，切块；其他用料洗净，生姜切丝。将全部用料放入锅中，加入适量清水，文火煮2.5～3小时。调味食用。

(4) 黄芪猴头汤（《保健药膳》）

功效：益气健脾，填精补髓。

适应证：手术后气血两虚证者。

组成：猴头菌，黄芪，嫩母鸡，生姜，葱白，食盐，胡椒粉，黄酒，食用油，小白菜心，清汤。

制作方法：猴头菌冲洗后放入盆内温水泡发，约30分钟后捞出，削去底部的木质部分，再洗净切成约2mm厚的大片。发菌用的水用纱布过滤后留存待用。嫩母鸡宰杀后洗净，切成条块。黄芪用热湿毛巾揩抹净，切成马耳形薄片。葱白切为细节，生姜切为丝，小白菜心用清水洗净待用。锅烧热下入适量食用油，倒入黄芪、生姜、葱白翻炒半分钟后倒入鸡块，煸炒出油后，放入食盐、黄酒及发猴头菌的水、少量清汤，武火烧沸，随后改用文火再煮约1小时。下猴头菌再煮半小时，撒入胡椒粉和匀。先捞出鸡块放置碗底，再捞出猴头菌盖在鸡肉上。汤中下入小白菜心，略煮片刻，将菜心舀出置于碗内，即成。

注意事项：胃热气滞见胃脘胀痛、灼热泛酸者不宜食用。

（5）健胃益气糕（《华夏药膳保健顾问》）

功效：健运脾胃，益气止泻。

适应证：围手术期脾胃虚弱证的患者，气虚湿盛腹泻者尤宜。

组成：山药，莲子肉，茯苓，芡实，陈仓米粉，糯米粉，白砂糖。

制作方法：将上述诸药磨成细末，与米粉及白砂糖混合均匀。加入少量清水和成粉散颗粒，压入模型内，脱块成糕，上笼蒸熟。

注意事项：糖耐量异常或糖尿病患者慎用，若血糖控制尚可，可适当少量食用。

(6) 当归羊肉汤（《妇人大全良方》）

功效：活血补血，益气温阳。

适应证：适用于气血两虚证或阳气虚弱证者。

组成：羊肉，当归、人参，黄芪，生姜，料酒，盐。

制作方法：将羊肉洗净后放入砂锅内，加水适量焯水，水开后再煮3分钟左右，然后捞出，重新在锅内加入适量水，再把上述药材及羊肉一同放入锅内，并添加适量生姜、料酒、盐，先用大火烧开，再改用文火炖煮即可。

注意事项：阴虚火旺、实热、外感实邪等患者慎用。

74. 乳腺癌围手术期的常用外用药物有哪些？

答：乳腺癌围手术期的常用外用药物有化瘀膏、海浮散、桃花散等。

(1) 化瘀膏（《肿瘤单验方大全》）

主治：用于晚期乳腺癌肿块溃烂。

组成：青核桃枝，参三七，甘遂，生甘草。加水，浓煎滤液去渣，浓缩为膏，加冰片少许，密封高压消毒备用。

用法：外涂患处。

(2) 海浮散（《外科十法》）

主治：乳腺癌术区肿胀疼痛者。

组成：乳香（制）、没药（制）各等份，共研极细末，备用。

用法：将药粉掺于患处，外敷生肌玉红膏或红油膏。

(3) 桃花散（《医宗金鉴》）

主治：晚期乳腺癌溃口出血不止。

组成：白石灰，生大黄片。白石灰用水泼成末，与大黄片同炒，以石灰变红色为度，去大黄，将石灰筛细备用。

用法：撒于患处，紧塞创口，加压包扎。

(4) 二黄煎（《肿瘤方剂大辞典》）

主治：用于乳腺癌术后切口感染，皮瓣坏死。

组成：黄柏，黄连。

用法：煎水外洗或冷湿敷。

(5) 红油膏（《中医伤科学讲义》）

主治：乳腺癌术后切口溃疡不敛。

组成：凡士林，九一丹，铅丹。先将凡士林烊化，然后徐徐将两丹调入和匀成膏，与纱布共放铝盒高压消毒后备用。

用法：外涂患处。

75. 乳腺癌围手术期可以使用针灸治疗吗？

答：乳腺癌围手术期可以使用针灸治疗。

(1) 手术后脾胃虚弱之食欲不振

取穴：关元、足三里、三阴交、内关、乳根、膺窗等。

手法：根据患者的体质及病变部位，选用3~5个穴位，采用相应的补泻手法，每次留针30分钟，每日或隔日治疗1次。可根据患者的具体症状，配合艾灸，或用温针灸法、艾炷灸法。

(2) 手术后因麻醉药物导致中焦气滞腹胀、便秘

取穴：天枢、大肠俞、上巨虚、支沟、太冲、中脘。

手法：每日或隔日1次针刺或灸，针刺用泻法，得气后运针5分钟，留针20分钟。10次为一个疗程。

(3) 手术后气血两虚之眩晕

取穴：百会、风池、肝俞、肾俞、足三里、气海、脾俞、胃俞。

手法：每日或隔日1次针刺或灸。针刺用平补平泻法，或每穴用艾条温灸15~30分钟。10次为一个疗程。

76. 乳腺癌围手术期可以使用耳穴压豆治疗吗？

答：乳腺癌围手术期可以使用耳穴压豆治疗。

（1）围手术期夜寐差者

取穴：神门、交感、枕、心、肝、脾、肾、胆、胃。

方法：在耳部消毒后用王不留行籽贴于上述部位，隔日1次，左右耳交叉。

（2）围手术期自汗、盗汗者

取穴：交感、丘脑、心、肺、皮质下。

方法：在耳部消毒后用王不留行籽贴于上述部位，隔日1次，左右耳交叉。

77. 乳腺癌围手术期可以使用中药定向透药治疗吗？

答：乳腺癌围手术期可以使用中药定向透药治疗。

（1）围手术期气阴两虚证

组成：绞股蓝，黄芪，黄精，灵芝，党参。

取穴：肝俞、肾俞、足三里、气海、脾俞、胃俞、三阴交。

方法：接通中药定向透药治疗仪电源，将一次性皮肤理疗电极片贴敷于上述穴位；打开电源，缓慢调节增至预定的电流强度，每次约20分钟，可以配合红外线灯照射。治疗结束后关闭电源，取下一次性皮肤理疗电极片。

（2）围手术期气滞血瘀证之疼痛

组成：三七，乳香，薄荷，玄参，冰片，没药。

取穴：膈俞、肝俞、三阴交、血海、阿是穴。

方法：接通中药定向透药治疗仪电源，将一次性皮肤理疗电极片贴敷于上述穴位；打开电源，缓慢调节增至预定的电流强度，每次约20分钟，可以配合红外线灯照射。治疗结束后关闭电源，取下一次性皮肤理疗电极片。

78. 乳腺癌围手术期可以使用中药封包吗?

答：乳腺癌围手术期可以使用中药封包治疗。

（1）围手术期血瘀毒结证

组成：没药，乳香，安痛藤，醋延胡索，丹参，蒲公英，三棱，莪术，土贝母。

方法：敷药初，先轻提药袋，使其间断接触皮肤，至表面温度45~50℃适宜时将药袋热敷患处或治疗部位。初始时，让患者感受温度是否适宜，5~10分钟能耐受后用中单或棉垫外包保温，其他暴露部位注意保暖，20~30分钟后取下，每日1~2次，封包可重复加热使用，用后晾干。

（2）围手术期阳虚寒凝证

组成：桂枝，当归，淫羊藿，法半夏，川芎，白芷，姜黄，三七，没药，乳香，艾叶。

方法：敷药初，先轻提药袋，使其间断接触皮肤，至表面温度45~50℃适宜时将药袋热敷患处或治疗部位。初始时，让患者感受温度是否适宜，5~10分钟能耐受后用中单或棉垫外包保温，其他暴露部位注意保暖，20~30分钟后取下，每日1~2次，封包可重复加热使用，用后晾干。

（3）围手术期气滞血瘀证

组成：没药，乳香，当归，大黄，鸡血藤，三七，三棱。

方法：敷药初，先轻提药袋，使其间断接触皮肤，至表面温度45~50℃适宜时将药袋热敷患处或治疗部位。初始时，让患者感受温度是否适宜，5~10分钟能耐受后用中单或棉垫外包保温，其他暴露部位注意保暖，20~30分钟后取下，每日1~2次，封包可重复加热使用，用后晾干。

（4）围手术期气虚血瘀证

组成：乳香，当归，川芎，党参，鸡血藤，三七，川牛膝，黄芪，威灵仙。

方法：敷药初，先轻提药袋，使其间断接触皮肤，至表面温度45~50℃适宜时将药袋热敷患处或治疗部位。初始时，让患者感受温度是否适宜，5~10分钟能耐受后用中单或棉垫外包保温，其他暴露部位注意保暖，20~30分钟后取下，每日1~2次，封包可重复加热使用，用后晾干。

79. 乳腺癌围手术期可以使用穴位贴敷治疗吗？

答：乳腺癌围手术期可以使用穴位贴敷治疗。

（1）围手术期阳虚证

组成：白芷、细辛、肉桂等。

取穴：中脘、肾俞、足三里。

方法：清洁皮肤后将穴位贴敷贴于上述部位。

（2）围手术期血虚寒权证

组成：熟地、附片、川芎、黄芪等。

取穴：足三里、神阙、中脘、气海、血海、肾俞。

方法：清洁皮肤后将穴位贴敷贴于上述部位。

80. 乳腺癌围手术期可以使用穴位注射治疗吗？

答：乳腺癌围手术期可以使用穴位注射治疗。

（1）围手术期抵抗力差者

组成：薄芝糖肽2ml。

取穴：足三里。

方法：用注射器抽取适量上述药物，在上述穴位皮肤进行局部消毒，然后快速将注射针头刺入穴位并缓慢推进或上下提插、针下得气后回抽，若无回血，即可将药液注入。

（2）围手术期贫血者

组成：维生素B_6+维生素B_{12}共2ml。

取穴：足三里、三阴交。

方法：用注射器抽取适量上述药物，在上述穴位皮肤进行局部消毒，然后快速将注射针头刺入穴位并缓慢推进或上下提插、针下得气后回抽，若无回血，即可将药液注入。

81. 乳腺癌围手术期的非药物疗法有哪些？

答：乳腺癌围手术期的非药物疗法有中国传统功法、音乐疗法等。

（1）中国传统功法

①八段锦。第一式双手托天理三焦：此式以调理三焦为主，适用于围手术期脾胃虚弱者。第三式调理脾胃须单举：此式以调理脾胃为主，适用于围手术期食欲不佳，消化不良或使用麻醉药后出现便秘者。第四式五劳七伤往后瞧：此式以调节五脏劳逸不当或七情过度引起脏腑功能损

伤为主，适用于围手术期情志不畅、忧思过度者。第六式两手攀足护肾腰：适用于术后卧床时间过长导致腰背僵硬酸痛者。第七式攒拳怒目增气力：适用于围手术期肝肾阴虚双目干涩、视物模糊者或气虚乏力者。第八式背后七颠百病消：疏通经络，全身放松。

②易筋经。摘星换斗势：疏导手少阴经筋，宁心安神，适用于围手术期心神不宁致失眠、心悸者。倒拽九牛尾势：疏导足阳明经筋，益气和胃，适用于围手术期脾胃虚弱者。青龙探爪势导引法：疏导足少阳经筋，疏肝利胆，适用于围手术期腋窝下淋巴结肿大者。卧虎扑食势导引法：疏导足厥阴经筋，疏肝解郁，适用于围手术期情志抑郁、易怒者。

（2）音乐疗法

①肝郁痰凝证：选用"角"音曲目，如《春风得意》《汉宫秋月》《紫竹调》等。

②冲任失调证：选用"羽"音曲目，如《小河淌水》《二泉映月》等。仰卧闭目，音量在35～40分贝，每次30分钟，每日1次。

82. 乳腺癌围化疗期可以采用中医治疗吗？

答：乳腺癌围化疗期可以采用中医治疗。

围化疗期，是指化疗开始到化疗结束后2～4周，包括新辅助化疗、术后辅助化疗和晚期复发化疗。化疗在中医治法中属于"攻法"范畴，为攻邪祛毒之峻药，伤及肺、脾、肾。肾主骨生髓，伤及肾阴、肾精。肾精不足，无以生髓，伤及脾脏，脾虚无力化生气血。肾为人体先天之本，脾为后天之本，脾肾两脏受损，气血失调，正气不足，进而导致骨髓造血功能受影响。

中医治疗的核心是从脾肾论治。术后辅助化疗期间，由于手术耗伤气血，气机不畅，气虚无力推动血运，兼见血瘀，表现为乏力、疲劳、疼痛等，兼有面色苍白、气短等虚劳之象，临床上多采用滋补肝肾之法。脾胃为气机升降之枢纽，化疗药物伤及脾胃，气机逆乱，导致清阳不升浊阴不降，临床常见恶心、呕吐等症状，应以调补脾胃为治疗大法。化疗药物还可伤阴耗气，损精灼液，最终出现气阴两亏，此时以益气养阴、健脾补肾为治疗原则。

83. 乳腺癌围化疗期的常用方剂有哪些？

答：治疗乳腺癌围化疗期的常用方剂可根据具体的症状制定。

（1）围化疗期间疲劳、食欲不佳

治法：健脾益肾，补益气血。

常用方：归脾汤、八珍汤、六君子汤、香砂六君子汤、四物汤、十全大补汤、补中益气汤、人参养荣汤等。

（2）术后辅助化疗期间乏力、气短

治法：填精益髓，益气养血。

常用方：二至丸、扶正固脱汤、当归养血汤等。

（3）胃气上逆，气机失调所致恶心、呕吐

治法：健脾益气，和胃止呕。

常用方：橘皮竹茹汤、旋覆代赭汤、保和丸等。

（4）气阴两亏所致潮热、口干、虚烦不寐。

治法：益气养阴，健脾补肾。

常用方：增液汤、百合固金汤、补阴煎等。

84. 乳腺癌围化疗期的中成药有哪些？

答：治疗乳腺癌围化疗期的中成药有艾愈胶囊、生血宝颗粒等。

（1）艾愈胶囊：解毒散结，补气养血，适用于化疗后气血两虚证。

（2）生血宝颗粒：滋补肝肾，益气生血，适用于化疗后骨髓抑制。

（3）参芪扶正注射液：益气扶正，适用于化疗后肺脾气虚证。

（4）地榆升白片：适用于化疗后白细胞减少。

（5）香砂养胃丸：温中和胃，适用于化疗后胃肠道反应。

（6）康复新液：通利血脉，养阴生肌，适用于化疗后引起口腔黏膜溃疡。

85. 乳腺癌围化疗期的常用中药药膳有哪些？

答：乳腺癌围化疗期的常用中药药膳有黄芪鳝鱼汤、归芪鸡汤等。

（1）黄芪鳝鱼汤（《中国食疗大全》）

功效：补血生血，祛湿通络。

适应证：化疗后气血亏虚证。

组成：鳝鱼（黄鳝），黄芪，姜，精盐，味精。

制作方法：将鳝鱼去杂洗净切丝，黄芪淘净泥沙，用纱布包好备用。将鳝鱼丝、黄芪药包和姜共放入砂锅内，加水适量煮熟，起锅前调入盐、味精即可。食时弃药包，吃肉喝汤。

（2）归芪鸡汤（《养生堂〈本草纲目〉中药养生速查全书》）

功效：补血活血，益气扶正。

适应证：化疗后气血两虚证。

组成：母鸡，当归，黄芪，葱，姜，料酒。

制作方法：将鸡洗干净后去内脏，适当切块，放入锅中，加清水、葱姜、少量料酒，大火煮开后捞出。再将当归、黄芪及焯水后的鸡一起放入锅中，加入适量清水及葱姜，用大火煮开后转小火炖1小时后，加盐适量调味后即可。

注意事项：湿热甚者慎用。

（3）龙眼花生汤（《肿瘤病食疗补养》）

功效：调和脾胃，补血止血。

适应证：化疗后气血亏虚证。

组成：红衣花生，龙眼肉，大枣。

制作方法：将食材用清水清洗干净。锅中加入适量清水，将花生、龙眼肉、大枣一同放入，煮沸后转小火再煮10分钟即可。

注意事项：高血脂、高胆固醇患者慎用。

（4）百合炖猪肚（《癌症病人饮食保健指导书》）

功效：健脾开胃，养心安神。

适应证：化疗后脾胃亏虚证。

组成：猪肚，鲜百合，胡椒粉，盐，味精，葱，姜。

制作方法：把清洗干净的猪肚放进开水中用大火焯一下，加入料酒去除腥味，随后再用清水洗去猪肚上的浮沫并切成小条。把切好的猪肚条和葱、姜放入盛有开水的砂锅里，盖上砂锅盖用大火煮开后，改用小火炖30分钟，再将鲜百合放入锅中煮 30 分钟,然后加入胡椒粉、盐、味精调味,搅拌均匀后即可出锅食用。

注意事项:高血脂人群慎用。

(5) 鲜藕姜汁粥(《放化疗调养与护理》)

功效:健脾养胃,和中止呕。

适应证:化疗阶段出现恶心、呕吐,证属脾胃不和者。

组成:鲜藕,生姜,粳米。

制作方法:鲜藕洗净,切成小丁。粳米淘洗净待用。将粳米、藕同放锅内,加水适量,煮成粥。根据口味加入适量红糖调味。

(6) 鲜芦根粥(《滋补保健药膳食谱》)

功效:和胃止呕,养阴生津。

适应证:化疗阶段出现恶心、口干,证属胃阴亏虚者。

组成:鲜芦根,粳米,冰糖。

制作方法:将鲜芦根洗净后,切成细段,与生姜同放入锅内,加适量冷水,大火煮沸,改小火煎 20 分钟。捞出药渣,加入洗净的粳米,根据口味加入适量冰糖,煮至粳米开花,粥成即可。

注意事项:脾胃虚寒者慎用。

(7) 橘皮紫苏粥(《中华粥谱》)

功效:健脾行气,和胃止呕。

适应证:化疗阶段恶心呕吐,证属脾虚气滞,胃气上逆者。

组成:粳米,陈皮,紫苏,生姜。

制作方法:将陈皮、苏叶、生姜洗干净,加入适量清水,煎约 30 分钟,去渣取汁。把粳米洗净,加入前面取的药汁中,小火慢煮成粥即可。

86. 乳腺癌围化疗期的中医外治法有哪些？

答：适合乳腺癌围化疗期的中医外治法有针灸、耳穴压豆、穴位注射等。

（1）针灸治疗

①化疗后恶心呕吐

取穴：中脘、天枢（双侧）、足三里（双侧）、上巨虚（双侧）、内关（双侧）。

手法：每日或隔日1次针刺或灸，针刺用补法（或平补平泻法），每次得气后运针5分钟，留针30分钟；或每穴用艾条温和灸15～30分钟。10次为一个疗程。

②化疗后骨髓抑制

取穴：足三里（双侧）、血海（双侧）、关元、三阴交（双侧）、脾俞（双侧）、膈俞（双侧）、合谷穴（双侧）。

手法：每日或隔日1次针刺或灸，针刺用补法（或平补平泻法），每次得气后运针5分钟，留针30分钟；或每穴用艾条温灸15～30分钟。10次为一个疗程。

③化疗后周围神经病变

取穴：针对上肢的感觉异常选取臂臑、曲池、外关、合谷等穴；下肢感觉异常则选取足三里、丰隆、三阴交、解溪、八风穴。

手法：每日或隔日1次针刺或灸，针刺用补法（或平补平泻法），每次得气后运针5分钟，留针30分钟；或每穴用艾条温灸（或隔姜灸、神阙隔盐灸等）15～30分钟。10次为一个疗程。

(2) 耳穴压豆

①化疗后恶心呕吐

取穴：神门穴、脾、胃、食管穴、小肠穴、贲门穴。

方法：在耳部消毒后用王不留行籽贴于上述部位，隔日1次，左右耳交叉。

②化疗后便秘

取穴：大肠、直肠、交感、皮质下。

方法：在耳部消毒后用王不留行籽贴于上述部位，隔日1次，左右耳交叉。

(3) 穴位注射治疗

①化疗后恶心呕吐

取穴：足三里（双侧）。

方法：每次一侧，左右交替，药物可用盐酸甲氧氯普胺注射液、地塞米松注射液、维生素 B_{12} 注射液，每次注射 $1\sim2ml$。

②化疗后周围神经病变

取穴：足三里（双侧）、手三里（双侧）。

方法：每次一侧，左右交替，药物可用甲钴胺注射液、维生素 B_{12} 注射液、维生素 B_1 注射液，每次注射 $1\sim2ml$。

③化疗后便秘

取穴：足三里（双侧）。

方法：每次一侧，左右交替，药物可用维生素 B_1 或 B_6、B_{12} 注射液，每次注射 $1\sim2ml$。

(4) 中药外洗

①化疗后周围神经病变

选方：黄芪桂枝五物汤加减、当归四逆汤加减。

方法：煎后先熏蒸四肢，待水温降至40℃左右时，再搓洗四肢，每日1次。

（5）梅花针扣刺

化疗后脱发

方法：操作者用梅花针针尖垂直对准已消毒的头发疏松处头皮，借助腕力叩刺，并立刻弹起，反复进行，中强刺激，以患者能耐受为度，至皮损处微微渗血。叩刺完持75%酒精棉签对局部皮损进行消毒。叩刺部位24小时内不能沾水，预防感染。每周治疗2次。

87. 乳腺癌围化疗期的非药物疗法有哪些？

答：乳腺癌围化疗期的非药物疗法有中国传统功法、音乐疗法、渐进性肌肉放松训练等。

（1）中国传统功法

①八段锦。第一式两手托天理三焦：此式强调上举双手，通过伸展、呼吸调节，有助于疏通气血、调和三焦，改善气机循环，增强体内活力，适用于乳腺癌围化疗期的气滞、胸闷等症状。第三式调理脾胃须单举。此式可以调理脾胃，增强脾胃功能，适合于化学治疗后产生消化道反应导致恶心、呕吐、食欲不振者。

②易筋经。韦驮献杵第一势：可以疏导手太阴经筋，放松上肢，适用于化学治疗后引起周围神经病变导致上肢麻木者。摘星换斗势：可以疏导手少阴经筋，宁心安神，适用于化学治疗引起心神不宁致失眠、心悸者。倒拽九牛尾势：可以疏导足阳明经筋，益气和胃，适用于化学治疗引起脾胃虚弱者。九鬼拔马刀势：可以疏导足少阳经筋，舒展下肢，适用于化学治疗后引起周围神经病变导致下肢麻木者。

③五禽戏。熊戏健脾功法：可以疏通脾、胃经，健脾和胃，适用于化学治疗后引起脾胃不和而产生的纳差、恶心等症。伸展鹿摆角：该动作模仿鹿的动作，有助于拉伸胸部和肩膀的肌肉，促进淋巴循环，舒缓乳腺区域的不适。适用于乳腺癌围化疗期的乳腺区域不适、胸部紧张等情况。

④太极拳之起势式。起势式是太极拳的开场动作，通过缓慢的动作和深呼吸，有助于舒展身体，调整呼吸，平衡气血运行，提高身体活力。适用于乳腺癌围化疗期的疲劳、乏力等情况。

⑤气功之站桩功。站桩功强调站立姿势，通过调整身体的姿势和呼吸，促进气血循环，增强体内能量，提升免疫力，适用于乳腺癌围化疗期的体虚、免疫力低下等情况。

（2）音乐疗法

气血双亏证：选用"宫"音曲目，如《月光奏鸣曲》《花好月圆》。仰卧闭目，音量在 35~40 分贝，每次 30 分钟，每日 1 次。

（3）渐进性肌肉放松训练

肌肉放松顺序为左侧上肢肌肉→右侧上肢肌肉→颈部肌肉→面部→胸部→腹部→腰部→臀部→左侧下肢→右侧下肢，逐步进行交替的收缩和放松动作，收缩动作做 10~15 秒，放松动作做 15~20 秒，每个部位重复训练 3 次。适用于乳腺癌围化疗期的疲劳、乏力、负性情绪等情况。

88. 乳腺癌围放疗期可以采用中医治疗吗？

答：乳腺癌围放疗期可以采用中医治疗。

围放疗期，是指从决定患者需要放疗开始至与这次放疗有关的治疗结束的全过程，包括放疗前、放疗中和放疗后3个阶段。一般情况下，围放疗期为患者接受放疗前2周至放疗结束后3个月。放射线属于中医学"热邪""火邪"的范畴。乳腺癌患者接受放射治疗之后，机体被辐射之热邪灼伤，造成体内热毒之邪过盛，邪气伤阴耗气，损伤津液，影响气血化生，导致气阴两虚、肺肾不足、痰热郁肺、气滞血瘀等证。围放疗期的中医病机主要体现在热毒与津伤两个方面。

围放疗期的治疗以益气养阴、清热解毒为主，同时根据患者的具体情况辨证施治。放射线直接作用于肌肤，热毒过盛，耗伤阴津，引起热蕴肌腠，故见局部红热疼痛，甚则皮损肉腐，多用清热解毒、活血止痛之法。燥热毒邪，损伤肺系，肺失宣甘肃降，气津耗伤，津液不能上呈而见口干咽燥、干咳无痰或痰黏不易咳出，多用养阴生津、润肺止咳之法。热伤肺津，炼液成痰，痰热郁于肺中见咳嗽、咳痰、量多、痰色黄，多以清热解毒、清肺化痰为法。热邪灼伤脉络，瘀血内生见胸闷、胸痛、面色晦暗或口唇暗等，配合理气活血法。热邪伤阴耗气，日久致肺肾不足而见咳嗽无力、气短喘促、动则尤甚、乏力，用补肺益肾、扶正固本之法。

89. 乳腺癌围放疗期的常用方剂有哪些？

答：乳腺癌围放疗期的常用方剂可根据具体的症状制定。

（1）围放疗期出现干咳少痰、咽干口燥

治法：养阴生津，润肺止咳。

常用方：沙参麦冬汤、百合地黄汤、养阴清肺汤等。

（2）痰热郁肺引起咳嗽、咳痰、量多、痰色黄

治法：清热解毒，清肺化痰。

常用方：千金苇茎汤、麻杏石甘汤、清金化痰汤等。

（3）热毒聚于咽喉出现咽喉肿痛、口干

治法：清热解毒利咽。

常用方：清咽利膈汤、清咽甘露饮、清咽抑火汤等。

（4）气阴两虚出现气短乏力、口干渴饮

治法：益气养阴。

常用方：生脉散、一阴煎等。

（5）气滞血瘀出现胸闷、胸痛、面色晦暗或口唇暗

治法：理气活血。

常用方：血府逐瘀汤、桃红四物汤等。

（6）围放疗期出现局部皮肤红热疼痛

治法：清热解毒，活血止痛。

常用方：仙方活命饮、银花甘草汤等。

（7）肺肾亏虚出现咳嗽无力、气短喘促、动则尤甚

治法：补肺益肾，扶正固本。

常用方：补肺汤、百合固金汤等。

90. 乳腺癌围放疗期的常用中成药有哪些？

答：乳腺癌围放疗期的常用中成药有康艾注射液、艾迪注射液等。

（1）康艾注射液：益气养阴，适于气阴两虚证。

（2）艾迪注射液：益气养阴、化瘀解毒，适于阴虚内热，瘀毒内结证。

（3）芪胶升白胶囊：适用于放疗期骨髓抑制。

（4）西黄丸：清热解毒、消肿散结，适用于放疗期咽喉疼痛。

（5）痰热清注射液：清热化痰解毒，适用于放疗后咳

嗽、咳吐黄痰、发热。

91. 乳腺癌围放疗期的常用中药药膳有哪些？

答：乳腺癌围放疗期的常用中药药膳有百合炖猪肚、山慈菇牡蛎海藻汤等。

（1）百合炖猪肚（《癌症病人饮食保健指导书》）

功效：健脾开胃，养心安神。

适应证：围放疗期脾胃亏虚，心神失养证。

组成：猪肚，鲜百合，胡椒粉，盐，味精，葱，姜。

制作方法：把清洗干净的猪肚放进开水中用大火焯一下，加入料酒去除腥味，随后再用清水洗去猪肚上的浮沫并切成小条。把切好的猪肚条和葱、姜放入盛有开水的砂锅里，盖上沙锅盖用大火煮开后，改用小火炖 30 分钟，再将鲜百合放入锅中煮 30 分钟，然后加入胡椒粉、盐、味精调味，搅拌均匀后即可出锅食用。

注意事项：高血脂人群慎用。

（2）山慈菇牡蛎海藻汤（《实用老年病食疗》）

功效：清热解毒，软坚散结。

适应证：乳腺癌证属痰瘀毒结者。

组成：山慈菇，生牡蛎，海藻。

制作方法：山慈菇洗净切碎，装入纱布袋备用。生牡蛎敲碎，与洗净的海藻、山慈菇纱布袋一同放入锅中，加适量清水，大火煮沸，改小火熬煮 1 小时，取出滤尽的药渣，加入少许葱花、姜末、食用盐等调味，再用大火煮沸，淋入麻油即可出锅。

（3）冰糖银耳炖雪梨

功效：滋阴润燥，生津止渴。

适应证：乳腺癌放疗中或口干咽燥明显，证属阴津不足者。

组成：雪梨，新鲜银耳或干银耳，冰糖，枸杞。

制作方法：取新鲜银耳，去掉根部，撕碎，温水泡10分钟（干银耳冷水泡4~5小时）。雪梨去皮去核切小块备用。泡好的银耳放入砂锅，倒入适量水，大火滚开转文火慢炖约40分钟，放入雪梨块，再炖15分钟左右，出锅前5分钟倒入冰糖、枸杞。

注意事项：糖耐量异常或糖尿病患者慎用。

92. 乳腺癌围放疗期的中医外治法有哪些?

答：适合乳腺癌围放疗期的中医外治法有针灸、耳穴压豆、穴位注射等。

（1）针灸

①放疗后出现骨髓抑制

取穴：足三里、三阴交、大椎、血海、脾俞、肾俞、膈俞。

手法：每日或隔日1次针刺或灸，针刺用补法，得气后运针5分钟，留针30分钟；或每穴用艾条温灸15~30分钟。10次为一个疗程。

②放疗期咽喉疼痛

取穴：选用合谷、内庭、曲池、足三里、肺俞、太溪、照海等为主穴，尺泽、内关、复溜、列缺等为配穴。

手法：每次主穴、配穴可各选2~3穴。每日1次针刺，根据病情选用泻法或补法。

③放疗期咽喉痛较甚、发热

取穴：可选取少商、商阳、耳尖、耳背、耳垂等。

手法：选取上述 1~2 个针刺部位，先在针刺部位上下推按，使血液积聚于此部位，然后右手持三棱针（拇、食两指捏住针柄，中指指端紧靠针身下端，留出 1~2 分针尖），对准已消毒部位迅速刺入 1~2 分，立即出针，轻轻挤压针孔周围，使出血数滴，然后用消毒棉球按压针孔。

④放疗期痰热阻肺喘甚

取穴：肺俞、列缺、尺泽、中府、定喘、丰隆、曲池、天突。

手法：每日或隔日 1 次针刺。针刺用泻法。10 次为一个疗程。

(2) 耳穴压豆

①放疗期咽喉疼痛

取穴：咽喉、肺、肾上腺、神门、轮 1~轮 6、扁桃体、内分泌、脾、肝等。

方法：在耳部消毒后用王不留行籽贴于上述部位，隔日 1 次，左右耳交叉。

②放疗期出现放射性肺炎

取穴：气管、肺、咽喉、神门、对屏尖、胸、内分泌、肾上腺、交感。

方法：在耳部消毒后用王不留行籽贴于上述部位，隔日 1 次，左右耳交叉。

(3) 穴位注射

①放疗期咽喉疼痛

取穴：人迎、扶突、水突等。

方法：药物可用丹参注射液、川芎注射液或维生素 B_1 等，每次 1 穴（双侧），每穴 0.5~1mL。

（4）推拿

①放疗期咽喉疼痛

方法：于喉结旁开 1~2 寸，亦可沿颈部第 1~7 颈椎棘突旁开 1~3 寸，用食指、中指、无名指沿纵向平行线上下反复轻轻揉按，或可用一指禅推法，每次 10~20 分钟。

注意事项：推拿前必须擦拭或清洗干净。

93. 乳腺癌围放疗期可以使用中药外敷治疗吗？

答：乳腺癌围放疗期可以使用中药外敷治疗。

（1）放射性皮肤溃疡日久不愈

组成：生肌玉红膏（《外科正宗》）：由当归、白芷、血竭、紫草、甘草、轻粉、白蜡、麻油调制而成；加味四妙勇安油（以四妙勇安汤为基础调制的油剂或膏剂）：由金银花、玄参、当归、甘草麻油调制而成。

方法：放疗结束后可将药物外涂于患处。

注意事项：外敷前必须擦拭或清洗干净。

（2）放疗后出现放射性皮炎

组成：金银花，玄参，当归，生甘草，生黄芪，连翘，蒲公英，紫草，冰片。制成油剂外用。

方法：放疗结束后可将油剂外敷于患处。

注意事项：外敷前必须擦拭或清洗干净。

（3）放疗后上肢水肿

组成：芒硝。

方法：外敷于水肿处。

注意事项：对芒硝存在过敏反应的患者，禁止使用芒硝外敷治疗。

94. 放疗后上肢水肿的患者有哪些中医外治法？

答：放疗后上肢水肿的患者有刺络拔罐、中药定向透药治疗等中医外治法。

（1）刺络拔罐

取穴：手阳明大肠经、手太阴肺经、手少阳三焦经、手少阴心经、足三里、手三里。

方法：刺络拔罐部位皮肤消毒，梅花针循经点刺皮肤，将拔罐器具放置在穴位上，采用留罐法放置5分钟，取下拔罐器具，无菌纱布擦除皮肤上吸出的液体、血迹，并再次皮肤消毒。

（2）中药定向透药治疗

组成：绞股蓝，黄芪，黄精，灵芝，党参。

取穴：肩髃、臂臑、肩宗、天井、外关、合谷、阳池、中渚等。

方法：接通中药定向透药治疗仪电源，将一次性皮肤理疗电极片贴敷于上述穴位；打开电源，缓慢调节增至预定的电流强度，每次治疗时间约20分钟，可以配合红外线灯照射。治疗结束后，关闭电源，取下一次性皮肤理疗电极片。

（3）中药熏洗治疗

组成：路路通，红花，木瓜，桃仁，伸筋草，当归尾，威灵仙，赤芍，川芎，苏木，艾叶。

方法：将上述药物煎煮取汁，然后将上肢置于熏蒸盆上，熏蒸30分钟，待温度降至40～45℃后浸润患肢20～30分钟。每日1剂，分早晚2次熏洗。

95. 乳腺癌围放疗期有哪些非药物疗法？

答：乳腺癌围放疗期的非药物疗法包括叩齿咽津法、八段锦、五禽戏、五行音乐疗法等。

（1）叩齿咽津法。适用于放疗期咽喉疼痛。每日晨起，或夜卧前盘腿静坐，全身放松，排除杂念，双目微闭，舌抵上腭数分钟，然后叩齿36下，搅海（舌在口中搅动）36次，口中即生津液，再鼓腮含漱9次，用意念送至脐下丹田。

（2）八段锦。第一式两手托天理三焦、第四式五劳七伤往后瞧：适合长期卧床肩颈疼痛不适或乏力者。第二式左右开弓似射雕：适用于放疗后心肺功能下降或情志抑郁胸闷者。第三式调理脾胃须单举：适用于使用止痛药后出现便秘者、胃气上逆导致恶心欲呕者及脾胃气虚口淡纳差者。第五式摇头摆尾去心火：适用于肝郁化火或心肝火旺者。第六式两手攀足护肾腰：适用于卧床时间过长腰背僵硬酸痛、肾阳亏虚夜尿频繁、白细胞过低免疫力下降出现尿路感染者。第七式攒拳怒目增气力：适用于肝肾阴虚双目干涩、视物模糊与气虚乏力者。第八式背后七颠百病消：可疏通经络，全身放松。

（3）五禽戏。熊戏：可疏通脾、胃经，健脾和胃，适用于放疗后脾胃不和、食欲不振等症状。鸟戏：主要锻炼肺脏，可增强肺脏功能，改善呼吸道状况。适用于放疗后咳嗽、气短者。

（4）五行音乐疗法。①宫调式：有《梅花三弄》《高山流水》《阳春》等，适用于围放疗期间食欲不振，情绪不宁者。②角调式：有《列子御风》《庄周梦蝶》等，适用于围放疗期出现胁肋疼痛、胸闷、脘腹不适等肝郁不舒者。仰卧闭目，音量在 35～40 分贝，每次 30 分钟，每日 1 次。

96. 乳腺癌内分泌治疗期的常用方剂有哪些?

答：乳腺癌内分泌治疗期的常用方剂可根据具体症状来制定。

（1）内分泌治疗期的烦躁、焦虑、抑郁

治法：疏肝解郁，行气散结。

常用方：逍遥散、丹栀逍遥散、柴胡疏肝散、栀子豉汤、百合地黄汤。

（2）内分泌治疗期的潮热、盗汗、视物模糊、口干

治法：滋补肝肾，滋阴降火。

常用方：六味地黄丸、知柏地黄汤、杞菊地黄丸、当归六黄汤、二仙汤、二至丸、生脉散、补阴煎。

（3）内分泌治疗期的失眠

治法：养血安神。

常用方：安神定志丸、酸枣仁汤、天王补心丹、交泰丸、温胆汤、黄连温胆汤、黄连阿胶汤。

（4）内分泌治疗期的关节疼痛

治法：补肾健骨，祛风除湿。

常用方：独活寄生汤、舒肝健骨方、益肾健骨汤。

97. 乳腺癌内分泌治疗期的常用中成药有哪些?

答：乳腺癌内分泌治疗期的常用中成药有金天格胶囊、天王补心丹等。

（1）金天格胶囊：适用于内分泌治疗期间出现骨关节

症状者，如晨僵以及双手、膝盖、臀部、下背部和肩部等关节痛等。

（2）天王补心丹：滋阴养血，补心安神，适用于阴虚血少，心阴不足所致失眠。

（3）六味地黄丸：滋阴补肾，适用于肾阴亏虚证头晕耳鸣、腰膝酸软、潮热盗汗。

（4）益肾健骨胶囊：补益肝肾、益气养血、化瘀通络，用于肝肾不足、气虚血瘀所致的慢性腰腿痛，肢体疼痛，麻木。

98. 乳腺癌内分泌治疗期的常用中药药膳有哪些？

答：乳腺癌内分泌治疗期的常用中药药膳有百合山药粥、参芪猴头鸡汤等。

（1）百合山药粥（《百病食疗》）

功效：益气养阴，健脾化痰。

适应证：适用于气阴两虚者。

组成：百合，山药，粳米，冰糖。

制作方法：将山药清洗干净，削去表皮，切成薄片。粳米洗净后与山药一同入锅，加水煮粥，粥快熟时加入洗净的百合。当粥煮至两次开沸后，放入冰糖，冷却后即可食用。

注意事项：风寒感冒及中焦虚寒者慎用。

（2）参芪猴头鸡汤（《中西医结合医院中医药文库中药学知识问答》）

功效：益气健脾，补养气血。

适应证：适用于乳腺癌内分泌治疗期间出现神疲、气短、心悸等症状，证属气血亏虚者。

组成：党参，黄芪，猴头菌，大枣，母鸡肉，料酒，姜，葱。

制作方法：将猴头菌洗净去蒂，发胀后将菌内残水挤压干净，以除苦味，再切成 2 毫米厚片待用。把母鸡去头脚，剁方块，放入炖盅内，加入姜片、葱结、绍酒、清汤，上放猴头菌片和浸软洗净的黄芪、党参、大枣，用文火慢慢炖，直至肉熟烂为止，调味即成。

注意事项：表实邪盛、内有积滞和阴虚阳亢等体质的患者不宜食用。

(3) 三鲜固本汤（《每日一口秋膳》）

功效：补脾益肾，安神定志。

适应证：适用于乳腺癌内分泌治疗期间出现心烦失眠、潮热盗汗、便溏、胃纳不佳等不适，证属脾肾两虚者。

组成：鲜怀山，鲜莲子，鲜百合，排骨，陈皮。

制作方法：鲜怀山切块，排骨斩断焯水备用。锅内加水煮沸，放入所有食材，水没过所有食材约 3cm 为宜，大火烧开转小火煲 1.5 小时，调味即可。

注意事项：胃酸过多、高尿酸血症者不宜食用。

(4) 益气强骨汤

功效：补肾益气，壮骨生髓，活血强筋。

适应证：适用于乳腺癌内分泌治疗期间出现骨质疏松症，证属肾气亏虚者。

组成：五指毛桃（北方可用黄芪），淮山，大枣，生姜，虾皮，海带，鸡蛋。

制作方法：先把五指毛桃洗干净，放入水中，浸泡 30 分钟，再文火煮 60 分钟。将五指毛桃取出，把淮山、大枣、生姜（切片后）放入汤水中，继续文火煮 30 分钟。最后把虾皮、海带和鸡蛋放入，煮开即可食用。

注意事项：过敏体质及高尿酸血症者慎用。

99. 乳腺癌内分泌治疗期的中医外治法有哪些?

答：适合乳腺癌内分泌治疗期的中医外治法有针灸、耳穴压豆、穴位埋线等。

（1）针灸治疗

①失眠

取穴：取百会、神庭、印堂、人中、承浆、中脘、气海、关元、三阴交。

手法：选用一次性无菌针灸针，常规消毒后进针。百会、神庭、印堂沿督脉方向与皮肤表面成15°角斜刺，人中穴在进针时提捏皮肤，针尖以15°角快速刺入皮下，进针后，行小幅度高频率的震颤提插手法治疗，承浆、中脘、气海、关元、三阴交直刺。每周4次，连续治疗2周。

②骨关节疼痛

取穴：主穴取外关、合谷、太冲，根据疼痛部位选取配穴：膝部取阳陵泉、阴陵泉、曲泉、阴谷、足三里、丰隆；踝趾部取三阴交、足临泣、阿是穴；肘腕指部曲池、中渚、阿是穴。

手法：选用一次性无菌针灸针，常规消毒后进针。针刺深度依气感所至为一个穴位保证"得气"，即出现酸麻肿胀感，针刺深度依气感所至为度，留针30分钟。

③腰膝酸软，眩晕耳鸣，眼干眼花，疲劳，身热失眠

取穴：三阴交、足三里、合谷、肝俞、肾俞、太溪、照海。

手法：针刺用补法，每次得气后运针3~5分钟，留针

30分钟。

（2）耳穴压豆

①内分泌治疗中出现类更年期综合征者，如潮热盗汗、头晕耳鸣、心烦不寐等。

取穴：肾、心、肝、交感、皮质下、内分泌。

方法：在耳部消毒后，施予王不留行籽压贴，贴紧后稍加压力，感到酸痛、麻胀、发热感为度。每日自行按压耳穴，每日3～5次，每次每穴按压时间≥20s，隔日1次，左右耳交叉。

②内分泌治疗期间腰背酸痛者。

取穴：三焦、肝、乳腺、神门、交感、肾穴、耳大神经点。

方法：在耳部消毒后，用磁珠耳穴贴贴于上述部位，每日自行按压4～5次，每次不少于1分钟，以感到酸痛、麻胀、发热为宜，每3～4天更换磁珠，两侧耳朵交替贴压。

（3）穴位埋线

内分泌治疗合并焦虑、抑郁的患者。

取穴：上星、申脉、丰隆、三阴交、肝俞。

方法：患者坐位，对所选穴位区域常规消毒后，取长约1.0 cm的羊肠线穿入7号无菌注射针内，以剪去针尖的不锈钢毫针从注射针后部抵住羊肠线，针头刺入所选穴位，上星向百会方向斜刺15mm，申脉、丰隆、三阴交直刺20mm，垂直穴位快速进针后稍做提插，肝俞向脊柱方向斜刺15mm。产生针感后，用针芯将肠线推入相应穴位，将针管退出后棉球按压针孔，用胶布固定1小时。

(4) 推拿

内分泌治疗合并焦虑、抑郁的患者。

方法："开天门疗法"。患者取仰卧位：推上星：印堂-上星48次；抹眉：攒竹-丝竹空48次；抹头维：印堂-头维48次；梳理太阳经：双手指端、交替梳推头额15-30次；叩百会：48次；叩印堂：48次；轻拍头部：前额-左太阳-前额-右太阳-前额-额顶（如此反复，共5min）；揉太阳：顺、逆时针各20次；收功：按双风池及肩井穴20次。

(5) 中药定向透药治疗

内分泌治疗心烦、失眠的患者。

组成：首乌藤，石菖蒲，酸枣仁，五味子，合欢皮。

取穴：神门、百会、安眠等。

方法：接通中药定向透药治疗仪电源，将一次性皮肤理疗电极片贴敷于上述穴位；打开电源，缓慢调节增至预定的电流强度，每次治疗时间约20分钟，可以配合红外线灯照射。治疗结束后，关闭电源，取下一次性皮肤理疗电极片。

(6) 刮痧

适应证：内分泌治疗期间出现失眠、焦虑抑郁、关节疼痛的患者。

①经络刮痧

经络：主要沿着手少阳三焦经、手阳明大肠经等相关经络进行刮痧。

手法：刮痧板平贴于皮肤表面，以一定的力度和方向，沿着经络线路进行推拿，重点刮患者症状对应的部位。

②腧穴刮痧

取穴：取乳腺、脾胃、肝经相关的腧穴，如足三里、乳根、太溪等。

手法：通过刮痧刺激腧穴，促进气血运行，调整脏腑功能，起到调理作用。

100. 乳腺癌内分泌治疗期的非药物疗法有哪些？

答：适合乳腺癌内分泌治疗期的非药物疗法有中国传统功法。

中国传统功法——八段锦。第一式两手托天理三焦、第四式五劳七伤往后瞧：适合于内分泌治疗后骨质疏松导致肩颈疼痛不适者。第五式摇头摆尾去心火、第六式两手攀足固肾腰：以腰部摆动和下肢运动为主，可以锻炼习练者腰背部和下肢的肌肉和韧带，动作前曲后伸，使习练者腰背部和腹部肌肉和韧带得到充分的拉伸，适用于内分泌治疗后腰背酸痛者。第八式背后七颠百病消：可以疏通经络，全身放松。

101. 乳腺癌靶向治疗期的常用方剂有哪些？

答：乳腺癌靶向治疗期的常用方剂可应根据具体症状来制定。

（1）靶向治疗出现心脏毒性

治法：补益心气，益气养阴或振奋心阳。

常用方：生脉散、真武汤、参附汤、参附龙骨牡蛎汤、瓜蒌薤白半夏汤、枳实薤白桂枝汤、归脾汤、桂枝甘草龙骨牡蛎汤、柴胡疏肝散、桃红四物汤等。

(2) 靶向治疗出现皮疹

治法：滋阴养血或祛湿解毒。

常用方：当归饮子、四物消风饮、清营汤、萆薢渗湿汤、龙胆泻肝汤、消风散、化斑解毒汤等。

(3) 靶向治疗出现口腔黏膜炎

治法：清心泻火，养阴凉血。

常用方：清胃散；导赤散；补中益气汤；清营汤；玉女煎等。

102. 乳腺癌靶向治疗期的常用中药药膳有哪些?

答：乳腺癌靶向治疗期的常用中药药膳有益气提神茶、当归母鸡汤等。

(1) 益气提神茶（《经典茶饮保健方选粹》）

功效：补气养血，消食除胀。

适应证：靶向治疗期间因脾虚失运、气血亏虚出现胃肠道反应主要表现为轻度的食欲减退、消化不良、腹泻等症状者。

组成：党参，麦芽，枸杞，山楂，红茶，红糖。

制作方法：党参、麦芽研磨后布包，与枸杞、山楂、红茶、红糖一起放入杯中，开水冲泡，焖10分钟即可。

注意事项：糖尿病患者可去掉红糖。

(2) 当归母鸡汤

功效：滋阴润燥，补血活血。

适应证：靶向治疗期间属阴血亏虚证，出现皮肤干燥、瘙痒等不适者。

组成：母鸡，当归，党参，葱，姜。

制作方法：母鸡处理干净后切成块状，加入当归、党参、葱姜、料酒、清水,武火煮30分钟后文火慢炖1小时,加入食盐调味即可。

(3) 姜汁南瓜粥

功效:和胃止呕。

适应证:有恶心呕吐症状,证属胃气上逆者。

组成:生姜切丝,南瓜。

制作方法:先将南瓜煮熟,再下姜丝煮5分钟。

(4) 绿豆薏米粥(《中华养生药膳大典》)

功效:清热利湿,生津止渴。

适应证:靶向治疗期间湿毒内盛证。

组成:绿豆,薏米,冰糖。

制作方法:将绿豆和薏米洗净后,加入适量清水,慢炖2小时,最后加入冰糖融化后即可。

注意事项:素体寒者慎用。

103. 乳腺癌靶向治疗期的中医外治法有哪些?

答:乳腺癌靶向治疗期的中医外治法有针灸、耳穴压豆等。

(1) 针灸

①靶向治疗期间出现恶心、呕吐、腹胀等症状,属脾胃亏虚证者。

取穴:内关、合谷、足三里。

手法:隔日1次,得气后运针5分钟,留针30分钟;或每穴采用隔姜灸治疗15分钟,10次为一个疗程。

②靶向治疗期间出现水肿等症状,属脾肾亏虚,水湿内停证者。

取穴:脾俞、肾俞、水分、复溜、关元、三阴交。

手法：隔日1次，得气后运针5分钟，留针30分钟，艾炷灸1壮，10次为一个疗程。

③靶向治疗期间出现手足麻木等症状，证属气血不足者。

取穴：内关、曲池、合谷、风池、足三里、血海。

手法：隔日1次，得气后运针5分钟，留针30分钟；症状严重者可加指尖放血，或艾灸劳宫、涌泉穴。

（2）耳穴压豆

靶向治疗期间出现水肿等症状者。

取穴：肺、脾、肾、三焦、膀胱、皮质下。

方法：每次取2~3穴，轻刺激，隔日1次。可用耳穴埋豆法。

（3）刮痧

靶向治疗期间出现胃肠道不适等症状者。

主经：足太阴脾经、足阳明胃经；配经：足厥阴肝经、足太阳膀胱经。

方法：刮痧板的侧边与皮肤接触面成45°角进行刮拭。

（4）刺络放血

靶向治疗期间出现发热和局部肿胀等症状者。

取穴：大敦、足窍阴、阿是穴或肿胀疼痛剧烈部位。

方法：使用三棱针刺络放血，根据病变部位的大小，可刺10~20针，由病变部位的外缘环形向中心点刺。

（5）穴位注射

靶向治疗期间出现疲乏及胃肠道反应者。

取穴：足三里等穴位。

方法：使用生理盐水或药剂注射。若有腹痛，腹泻可取天枢、大横的穴位。

(6) 中药外洗疗法

①六味止痒汤《治验百病良方》

适应证：靶向治疗期间出现皮肤瘙痒，证属湿热浸淫者。

组成：蛇床子、地肤子、苦参、黄柏、花椒、甘草。

方法：将以上药物研成细末，备用。水煎 3 次，每次加水 300mL，煎取 200mL。头煎、三煎药液倒入盆内，加适量温水，外洗，二煎药液分 3 次内服。

②中药药浴

适应证：靶向治疗期间伴随有关节疼痛、麻木、僵硬等症状，证属寒凝经脉者。

组成：艾叶、生黄芪、肉桂、鸡血藤、丹参、威灵仙、姜黄、苏木、桂枝、三棱、莪术。

方法：将以上药物煎煮后浸洗双手及双足，每天 1 次，每次 15～25 分钟，水温 37～40℃。

104. 乳腺癌靶向治疗期的非药物疗法有哪些？

答：乳腺癌靶向治疗期的非药物疗法有八段锦、易筋经、音乐疗法等。

(1) 中国传统功法

①八段锦。第二式左右开弓似射雕，适合于靶向治疗后便秘腹胀者。第三式调理脾胃须单举，适合于靶向治疗后肝郁脾虚者。第五式摇头摆尾去心火，适合于靶向治疗后阴虚火旺者。

②易筋经。第四式摘星换斗势，适合于靶向治疗后血液循环较差的患者。第五式出爪亮翅势，适合于靶向治疗后肝郁不舒的患者。第六式倒拽九牛尾势，适合于靶向治

疗后脾胃虚弱者。

③太极拳。太极拳结合了传统导引、吐纳的方法，注重练身、练气、练意三者之间的紧密协调。练习时一方面可锻炼肌肉，舒筋活络；另一方面又能透过呼吸与动作间的相互配合，对内脏加以按摩锻炼，达到强身健体的作用。

④五禽戏。熊戏：适合于乳腺癌围靶向期出现滞食、消化不良、食欲不振等症状的患者。习练熊戏有健脾胃、助消化、消食滞、活关节等功效。虎戏：适合于有腰背疼痛症状的患者。练虎戏能增强挟背穴和督脉的功能，能缓解颈肩背痛、坐骨神经痛、腰痛等症状。鹿戏：适用于围靶向期肝肾亏虚者。鹿戏可疏通任督脉之经气，具有振奋全身阴气的作用，能够达到强腰健脾，益气补肾的功效。猿戏：适用于靶向治疗期间出现气短、气喘症状的患者；猿戏能增强心肺功能，促进血液循环，缓解气促、气短症状。

（2）音乐疗法

①热毒蕴结证：选用"羽"音曲目，如《小河淌水》《二泉映月》等。

②气血双亏证：选用"宫"音曲目，如《月光奏鸣曲》《花好月圆》等。

注意事项：饭前、睡前聆听音乐，每天2次，每次30min，治疗音量20~40分贝，7天为一个疗程。

105. 什么是癌因性疲乏？

答：癌因性疲乏（cancer related fatigue，CRF）是指一种痛苦的、持续的、主观的、有关躯体、情感或认知方面的疲乏感或疲惫感，与近期的活动量不符，与癌症或癌症的治疗有关，并影响日常生活，是肿瘤患者最常见、最痛苦的相关症状之一。癌因性疲乏可发生在乳腺癌治疗前并贯穿整个治疗过程，部分患者的疲乏症状可能在治疗结束后仍持续多年，发生率高达80%，不仅影响生活质量，还可能成为生存率降低的危险因素之一。

106. 癌因性疲乏的常用方剂有哪些?

答：癌因性疲乏是乳腺癌患者在治疗过程中，由于放化疗药物或其他多种药物作用于机体，引起气血阴阳失调，脏腑功能虚损，日久不复而成。临床上以虚证及虚实夹杂证多见。虚主要以气、血、阴、阳不足为主；虚实夹杂则主要为脏腑功能失调，同时兼有痰湿、气郁及血瘀等病邪阻滞。治疗以健脾益气、养血滋阴为主的。常用方剂：四君子汤、六君子汤、香砂六君子汤、四物汤、八珍汤、十全大补汤、补中益气汤、人参养荣汤、小建中汤、理中汤、附子理中丸、当归补血汤、参苓白术散、一贯煎合六味地黄丸、保元汤、健脾益肾方、补阴煎等。

107. 癌因性疲乏的常用中成药有哪些?

答：癌因性疲乏的常用中成药有八珍颗粒冲剂、河车大造丸等。

（1）八珍颗粒冲剂：用于气血两虚，面色萎黄，四肢乏力者。

（2）河车大造丸：用于肺肾两亏，虚劳咳嗽，骨蒸潮热，盗汗遗精，腰膝酸软伴有疲乏者。

（3）参苓白术丸：用于食少便溏，体虚乏力者。

（4）参芪扶正注射液：用于气虚证。与化疗合用，有助于提高疗效、保护血象，增强气虚患者免疫功能，改善气虚症状及生存质量。

（5）补中益气颗粒：用于气虚发热证，与化疗合用，可改善患者气虚、疲乏、自汗、懒言等症状。

（6）生脉注射液：用于气阴两虚，以及脱证，适用于素有心脏疾患者。

108. 癌因性疲乏的常用中药药膳有哪些?

答：癌因性疲乏的常用中药药膳有黄芪杞子煲水鱼、鸡茸豆腐等。

（1）黄芪杞子煲水鱼（《成人病食疗汤水》）

功效：补气养阴，滋补肝肾。

适应证：出现眩晕、疲乏无力等不适，证属气阴两虚者。

组成：黄芪，枸杞子，甲鱼（水鱼）。

制作方法：将甲鱼（水鱼）宰杀后去除内脏，洗净后切成小块；用纱布将黄芪包好，与枸杞子、水鱼（甲鱼）一同放入锅中，加入适量的水，待其炖熟后，去黄芪渣，最后调味即可。

（2）鸡茸豆腐（《家庭药膳全书》）

功效：益气生津，补精填髓。

适应证：疲乏无力，口干，或合并有低蛋白血症、骨髓抑制等，证属气津不足，精血亏虚者。

组成：豆腐，鸡胸脯肉，荸荠，鸡蛋清，青蒜，淀粉。

制作方法：将鸡胸脯肉洗净剁茸、青蒜切末备用；荸荠去皮与豆腐一同捣成泥，拌入鸡茸、鸡蛋清、淀粉、食盐等，撒上蒜末，上屉蒸20分钟，佐餐食。

（3）肉桂鹿肉汤（《常见肿瘤中西医诊疗与调养》）

功效：滋补肝肾。

适应证：疲劳乏力，属乳腺癌之肝肾亏损证者。

组成：肉桂，鹿肉，熟地黄，怀山药，冬虫夏草，大枣。

制作方法：将鹿肉去油脂，洗净，切块；其他用料洗净。将全部用料放入锅中，加入适量清水，文火煮2.5~3小时。调味食用。

（4）参莲蒸全鸭（《中国药膳大典》）

功效：健脾益气。

适应证：脾气虚弱证，表现为乏力、食少、腹泻、腹胀等症的患者。

组成：人参，莲子，白果，大枣，鸭子，黄酒，酱油，姜丝，盐。

制作方法：用竹签在鸭皮上戳满小孔，再将黄酒和酱油、盐调匀，均匀涂抹在鸭子的表皮和腹内。将大枣去核、白果去壳去心、莲子去皮去心、姜切丝后装在碗内，撒入人参粉调匀后填入鸭腹，再将鸭子上笼用武火蒸2.5~3小时，至鸭肉熟烂即成。

注意事项：风热外感，症见发热、微恶寒、咳嗽、咳黄痰、咽喉疼痛者不宜食用。

109. 癌因性疲乏的中医外治法有哪些？

答：癌因性疲乏的中医外治法有针灸、穴位埋线等。

（1）针灸

①乏力、神疲、头晕

取穴：足三里、气海、关元、命门等。

操作：针刺用补法，每次得气后运针3~5分钟，留针30分钟。可根据患者的具体症状，配合艾灸，或用温针灸法、艾炷灸法。

②乏力、神疲、胃脘不适

取穴：神阙、关元、气海、中脘等。

操作：采用隔生姜艾炷灸法，至穴位皮肤潮红，患者自觉烫为度，每日1次，持续28天。

③神疲乏力、自汗盗汗、头晕目眩、心悸失眠、胸闷气短

取穴：膀胱经、督脉、任脉各穴位。

操作：雷火灸艾条2根点燃，对准两侧腧穴从上向下灸，距离皮肤3~5cm，灸至皮肤感觉微微灼痛，双侧脾俞穴至气海俞节段出现明显的红晕。每次20~30分钟，每天1次，2周一个疗程。

④神疲乏力、自汗盗汗、唇甲色白、四肢无力

取穴：三阴交、足三里、合谷、气海、脾俞、胃俞。

操作：针刺用补法，每次得气后运针3~5分钟，留针30分钟。

⑤乏力、纳差

取穴：中脘、内关、合谷、足三里、脾俞、胃俞。

操作：针刺用平补平泻法，或每穴用艾条温灸或隔姜灸15~30分钟。10次为一个疗程。

⑥情绪失常，少腹胀痛，大便溏薄，饮食减退，体倦乏力

取穴：三阴交、足三里、合谷、膻中、太冲、脾俞。

操作：针刺用补法，每次得气后运针3~5分钟，留针30分钟。

（2）穴位埋线

疲乏、胃肠道不适

取穴：双侧足三里、天枢、气海、关元。

方法：穴位局部消毒后，使用专用无菌埋线针进行埋线，每15天1次，持续2次。

（3）耳穴压豆

疲乏、抑郁等

主穴：耳穴区神门、内分泌、肝、脾、胃、皮质下、交感，配穴：交感、大肠。

方法：找准穴位后将带有王不留行籽的小方块贴于穴位，两指同时用力按压，使局部有酸、麻、胀、痛感。

（4）推拿

失眠、疲乏等

取穴：部位以督脉、膀胱经、阳明经为主，涉及头面、腰骶及四肢部腧穴，穴位有风府、命门、腰阳关、心俞、脾俞、肝俞、肾俞、合谷、血海、太溪。

方法：首先头面部推拿，患者仰卧位，闭目，覆治疗巾于头面。术者位于患者头侧。以一指禅偏峰推百会穴，四指摩印堂穴，推揉百会穴、左右太阳穴，约5分钟；一指禅偏峰推上睛明及上下眼眶，分抹面额及头部，约5分钟，再嘱患者俯卧位，于患者腰背部操作，术者站一侧，沿膀胱经滚法上下往返治疗；按揉肺俞、心俞、脾俞、肝俞、肾俞、命门等约10分钟；后在督脉及膀胱经行捏脊法、反复提捏多次至皮肤略红；最后于四肢肌肉丰厚处行滚法，以手阳明大肠经、足阳明胃经和足太阳膀胱经为主，约10分钟；配合按揉曲池、合谷、神门、血海、伏兔、足三里、太溪等穴，治疗10分钟，共40分钟，每日1次。

（5）穴位敷贴

疲乏、眩晕、抑郁、头痛等，证属脾肾阳虚者。

组成：附子、肉桂、丁香、生姜等，眩晕加嫩茶叶，抑郁加竹叶，头痛加葛根、柴胡。

取穴：足三里、气海、关元、神阙、三阴交、肾俞、脾俞等穴位；眩晕加太冲、合谷；头痛加内关。

方法：将药物制成药膏，使用医用胶布贴敷在穴位上，每周1次，每3次一个疗程，可使用艾灸温热刺激，增加疗效。

110. 癌因性疲乏的非药物疗法有哪些?

答：癌因性疲乏的非药物疗法有八段锦、易筋经等。

（1）中国传统功法

①八段锦。第一式双手托天理三焦，适用于癌性疲乏脾胃虚弱者。第三式调理脾胃须单举，适用于癌性疲乏食欲不佳，消化不良者。

②易筋经。倒拽九牛尾势：可以疏导足阳明经筋，益气和胃。适用于癌性疲乏脾胃虚弱者。卧虎扑食势：可以疏导足厥阴经筋，疏肝解郁。适用于癌性疲乏肝郁乘脾证的患者。

③太极拳。长抱球：有助于调理气血流动，减轻疲劳感。搂膝拗步：可以提升身体的柔韧性和平衡能力，缓解疲劳感。提脚连环转：可以帮助改善下肢的血液循环，缓解疲劳和肌肉酸痛感。浑身放松：有助于放松紧绷的身体和心情，缓解疲劳。脚跟锤：有助于提高腿部的血液循环，缓解疲劳和肌肉酸痛。

(2）瑜伽

①山式：这个简单的站姿可以帮助改善体姿和平衡。

②呼吸冥想：通过深呼吸和调节呼吸来放松身心，减轻焦虑和疲劳。

③孩子式：这个姿势有助于放松身体和舒缓压力。

④蝴蝶式：这个姿势可以帮助舒缓髋部和下背部的紧张。

⑤深度放松姿势：这个姿势是放松身体和心灵的终极姿势。

（3）音乐疗法

选用"宫""徵"音曲目，如《月儿高》《春江花月夜》《平湖秋月》《塞上曲》等，适用于心脾两虚型患者。

（4）亮白光疗法

亮白光疗法是采用高亮度的家用荧光灯刺激调节昼夜节律的下丘脑视交叉上核，起到调整昼夜节律的作用，被普遍用于治疗情绪异常及睡眠障碍。亮白光疗法可以改善乳腺癌患者的疲乏状态。

（5）有氧运动

有氧运动包括步行、慢跑、游泳和骑自行车等。乳腺癌诊断后定期进行体育锻炼可减轻乳腺癌辅助治疗的常见毒副作用，包括疲乏、抑郁、肌力下降、生活质量下降和体重减轻等。

（6）心理干预

心理干预，指患者通过自我情绪的表达与寻求他人的支持，帮助个人进行自我教育，在心理和身体上变得坚强，找到应对疾病的方法。认知行为疗法能降低癌因性疲乏程度且改善其他症状。

111. 癌性疼痛的常用方剂有哪些?

答：癌性疼痛是晚期癌症常见的并发症，且大多得不到完全缓解，严重影响日常生活。目前西医治疗多以镇痛药为基础治疗，中医药在预防和缓解癌性疼痛方面也有独特的优势。邪实方面，治疗上以抗癌解毒为首要，化痰祛瘀止痛为重点，兼顾解郁；正虚方面，主要为气血亏虚、经络失养，治疗上以扶正解毒为先，辅以补气养血。常用方剂：四物汤、失笑散、血府逐瘀汤、复元活血汤、金铃子散、阳和汤、犀黄丸、导痰汤、瓜蒌贝母汤、五味消毒饮、小金丹等。

112. 癌性疼痛的常用中成药有哪些?

答：癌性疼痛的常用中成药有复方苦参注射液、大黄䗪虫胶囊等。

（1）复方苦参注射液：清热利湿、凉血解毒、散结止痛，适合湿热毒结证。

（2）大黄䗪虫胶囊：活血化瘀、通经消痞，用于瘀血内停证。

（3）新癀片：祛瘀消肿、清热解毒，用于热毒瘀结证。

（4）华蟾素胶囊：解毒消肿止痛，适用于癌毒壅盛证。

（5）小金丸：消肿散结，化瘀止痛。适用于气滞血瘀证。

（6）丹栀逍遥丸：疏肝清热，健脾养血。适用于肝郁化火证。

113. 癌性疼痛的常用中药药膳有哪些?

答：癌性疼痛的常用中药药膳有元胡佛手炖肉、王不留行黑豆汁等。

（1）元胡佛手炖肉（《何裕民精准饮食抗癌智慧生了乳腺癌怎么吃》）

功效：行气止痛，活血化瘀。

适应证：有乳腺肿块胀痛或刺痛、胸胁疼痛等不适，证属气滞血瘀者。

组成：猪瘦肉，元胡，佛手。

制作方法：猪瘦肉洗净后切丝，加入酱油、料酒、淀粉等调料拌匀备用。元胡、佛手洗净后放入锅中，加入适量清水煎煮1个小时后，去渣取汁，随后下猪肉丝，用文火煮，瘦肉煮熟后调味，再煮一两沸即成，吃肉喝汤。

（2）王不留行黑豆汁（《何裕民精准饮食抗癌智慧生了乳腺癌怎么吃》）

功效：活血解毒，消肿止痛。

适应证：疼痛伴有血瘀征象者，症见乳房肿块、质地坚硬、刺痛、舌紫暗等。

组成：黑豆，王不留行，大枣。

制作方法：将王不留行研粉备用，黑豆与大枣洗净后放入砂锅内，加入适量清水，煮至豆烂盛出，调入王不留行粉，食豆饮汤。

（3）红橘羹（《恶性肿瘤病中医食疗验方》）

功效：行气化瘀。

适应证：乳腺癌气滞血瘀疼痛者。

组成：山楂糕，红花，柑橘，淀粉，白糖。

制作方法：先将柑橘切成丁状备用；再山楂糕切成块状，放入锅中，加水500ml，煮15分钟后放入红花、白糖和丁状的柑橘，煮开后用淀粉勾芡即可。

(4) 桃仁红花粥 (《家庭药膳全书》)

功效：活血通经，祛瘀止痛。

适应证：乳腺癌血脉瘀滞证。

组成：桃仁，红花，粳米，红糖。

制作方法：桃仁捣碎后入锅，加入桃花、清水煎煮20分钟，滤渣，汤汁中加入粳米熬粥，最后加入红糖调味即可。

注意事项：血热及有出血倾向者慎用。

114. 癌性疼痛的中医外治法有哪些？

答：癌性疼痛的中医外治法有针灸、中药外敷等。

(1) 针灸

肝郁气滞导致疼痛

取穴：合谷、太冲、相应夹脊穴、内关、膻中、乳根等。

操作：针刺采用泻法，留针60分钟，也可加用电针。每日1次或数次。

(2) 中药外敷

①癌痛贴散 (《中国丸散膏丹方药全书》)

功效：清热解毒，消肿止痛。

组成：天花粉，大黄，黄柏，姜黄，朴硝（皮硝），生天南星，白芷，苍术，雄黄，乳香，没药，芙蓉叶，徐长卿，甘草。

用法：将上述药物研极细过筛，用醋调匀，摊于油纸上，厚约5mm，贴敷于癌肿疼痛的部位和背部相应俞穴上，隔日1次。

②复方蟾酥膏

功效：活血化瘀，消肿止痛。

组成：蟾酥，生川乌，七叶一枝花，红花，莪术，公丁香，薄荷脑，冰片，两面针，肉桂，细辛等。

用法：外贴于癌性疼痛区，每24小时换药1次，7天为一个疗程。

③山慈姑药膏（《偏方验方治百病》）

功效：清热解毒，消痈散结。

组成：山慈姑

用法：将山慈姑煮熟捣烂，加入适量的甘油或温开水，制成糊状药膏，外敷于患处。

（3）中药封包

活血止痛方

功效：解毒散结，活血止痛。

组成：当归，大黄，鸡血藤，乳香，没药，亘三七，三棱。

用法：将上述药物放入药袋中，袋口扎紧，将药袋加热至50℃左右，热敷于疼痛处。

（4）中药外洗

散结镇痛方

功效：清热解毒，消肿止痛。

组成：亘三七，乳香，薄荷，玄参，冰片，没药。

用法：将上述药物煎药汤，以药汤淋洗浸渍患处。

115. 癌性疼痛的非药物疗法有哪些？

答：癌性疼痛的非药物疗法有太极拳、五禽戏等。

(1) 中国传统功法

①太极拳。转腰扭胯：可以促进腹部和小腹肌肉的运动，舒缓腰部和盆腔的疼痛。慢行步法：慢而稳定的步伐有助于缓解下肢疼痛，并逐步扩大下肢关节活动范围。

②五禽戏。鸟振翅：有助于舒展胸腔，放松肩颈肌肉，并改善呼吸。这对缓解癌性疼痛和提高体能都很有帮助。熊踢球：锻炼腿部肌肉，增强下肢力量，并改善下肢的循环系统。这有助于缓解癌性疼痛并促进康复。虎跳跃：有助于锻炼腰背部和腿部肌肉，增强身体的柔韧性和协调性，缓解背部和下肢的疼痛。猿攀援：锻炼上肢和背部的力量，增强身体的灵活性，并能舒缓手臂和肩膀的疼痛。鹿展蹄：锻炼腿部和脚踝的肌肉，增强平衡感，并帮助缓解下肢的疼痛和改善循环。

(2) 放松疼痛管理

渐进式肌肉松弛：①腹部肌肉放松，可以高抬双腿，紧张腹部的肌肉，同时胸部压低，保持10秒左右，然后放松，如此循环进行。②肩部肌肉放松，可以把两手臂外伸，悬浮在沙发两侧的扶手上，尽量使两肩向耳朵方向上提，保持10秒后放松。③背部肌肉放松，向后用力弯曲背部，尽量让腹部和胸部突出，保持10秒后，做后扩双肩动作，使双肩尽量合拢。可以帮助缓解紧张和焦虑情绪，从而减轻疼痛感。

(3) 心理疼痛管理

心理疼痛管理包括心理咨询、认知行为疗法、正念练习等方法，可以改变对疼痛的认知和情绪反应，帮助提高疼痛应对能力。

（4）物理疼痛管理

物理疼痛管理包括热敷、冷敷、按摩、针灸、理疗等方法，通过改善血液循环、促进肌肉松弛、释放紧张症状等方式缓解疼痛。

116. 肿瘤相关性抑郁的常用方剂和中成药有哪些？

答：中医学认为，乳腺癌患者产生抑郁倾向的病因多为情志失调、肝郁气结，病位在肝，与心、脾、肾密切相关。治疗上以疏肝解郁、养血安神为主，兼以养心、扶脾、补肾。常用方剂：逍遥散、柴胡疏肝散、清肝解郁汤、香贝养荣汤、甘麦大枣汤、归脾汤、归脾丸、八珍汤、四君子汤、六君子汤、温胆汤、六味地黄丸、知柏地黄汤、保元汤、朱砂安神丸、龙胆泻肝汤、黄连温胆汤、黄连阿胶汤、安神定志丸、百合地黄汤等。中成药可选：逍遥丸、丹栀逍遥丸、加味逍遥丸等。

117. 肿瘤相关性抑郁的常用中药药膳有哪些？

答：肿瘤相关性抑郁的常用中药药膳有桂花大枣粥、薏米鸡汤等。

（1）桂花大枣粥（《药膳粥谱》）

功效：补血养气，安神益脑。

组成：大枣，糯米，白糖，桂花。

制作方法：将大枣洗净，用水浸泡 2 小时；糯米洗净，用水浸泡 1 小时。把大枣、糯米放入锅内，倒入适量清水，先用大火煮沸后，改用小火煮成稀粥，加入白糖调好口味，淋上糖桂花，即可食用。

（2）薏米鸡汤（《营养汤谱：家庭自制保健汤 300 例》）

功效：滋阴养血，健脾利湿，补养心神。

组成：鸡，薏米，党参，姜，料酒，大葱，盐，胡椒粉，味精。

制作方法：鸡宰杀后，去净毛脏，剖腹去内脏，剁去脚爪，洗净；鸡入沸水锅中焯去血水洗净；党参、薏米洗净；生姜洗净拍破；葱洗净用整支；砂锅洗净加清水，放鸡、党参、薏米、精盐、生姜、葱、胡椒、料酒；置大火上煮沸，撇去浮沫；改用小火慢烧 2~3 小时，至鸡肉炖烂为度；从砂锅内拣出姜、葱不用，放入味精调匀即成。

(3) 人参炖乌骨鸡（《中国食疗大典》）

功效：滋阴清热，养心安神。

组成：乌骨鸡，人参，猪肘，母鸡，料酒，食盐，味精，葱，姜及胡椒粉。

制作方法：将乌骨鸡宰杀，去毛、爪、头及内脏，腿别入肚内，焯水。将人参用温水洗净；并将猪肘用力刮洗干净，焯水；葱切段、姜切片备用。将大砂锅置旺火上，加足清水，入母鸡、猪肘、葱段、姜片，沸后撇去浮沫改小火慢炖，至母鸡和猪肘五成烂时，再入乌骨鸡和人参同炖，用食盐、料酒、味精、胡椒粉调味，炖至鸡酥烂即可。作菜肴食用。

注意事项：热毒、痰热壅盛者慎用。

118. 肿瘤相关性抑郁的中医外治法有哪些?

答：肿瘤相关性抑郁的中医外治法有针灸、耳穴压豆等。

（1）针灸

①肝气郁结型

症状：心理压力大、易焦虑。

取穴：神门、内关、印堂、百会、合谷、足三里、气海、三阴交、阴陵泉、期门、太冲。

手法：每日或隔日1次针刺或灸，针刺用泻法，每次得气后运针5分钟，留针15分钟。

②痰气郁结型

症状：情志抑郁，自觉喉中有异物感，咳而不出。

取穴：神门、内关、印堂、百会、合谷、足三里、气海、三阴交、阴陵泉、中脘、丰隆。

手法：每日或隔日1次针刺或灸，针刺用泻法，每次得气后运针5分钟，留针15分钟。

③气郁化火型

症状：急躁易怒，情志不遂。

取穴：神门、内关、印堂、百会、合谷、足三里、气海、三阴交、阴陵泉、曲池、行间、外关。

手法：每日或隔日1次针刺或灸，针刺用泻法，每次得气后运针5分钟，留针15分钟。

④心脾两虚型

症状：因情志不遂而出现纳差、失眠等。

取穴：神门、内关、印堂、百会、合谷、足三里、气海、三阴交、阴陵泉、心俞、脾俞。

手法：每日或隔日1次针刺或灸，针刺用补法，每次得气后运针5分钟，留针30分钟。

（2）耳穴压豆

①心脾两虚型

症状：因情志不遂而出现纳差、失眠等。

取穴：心、交感、神门、皮质下、肝、脾、肾。

方法：在耳部消毒后用王不留行籽贴于上述部位，每日按压 3 次，每穴每次按压 30~60 秒，以自觉酸胀痛并能耐受为度，隔日换贴 1 次，左右耳交替。每治疗 14 天休息 7 天为 1 个周期，2 个周期后评价疗效。

②肝气郁结型

症状：心理压力大、易焦虑等。

取穴：心、交感、神门、皮质下、肝、脾、三焦、枕、内分泌、神经衰弱点。

方法：在耳部消毒后用王不留行籽贴于上述部位，每日按压 3 次，每穴每次按压 30~60 秒，以自觉酸胀痛并能耐受为度，隔日换贴 1 次，左右耳交替。每治疗 14 天休息 7 天为 1 个周期，2 个周期后评价疗效。

③肺脾气虚型

症状：心情抑郁，闷闷不乐，少气懒言等。

取穴：脾、肺、三焦、神门、脑电、交感。

方法：在耳部消毒后用王不留行籽贴于上述部位，每日按压 3 次，每穴每次按压 30~60 秒，以自觉酸胀痛并能耐受为度，隔日换贴 1 次，左右耳交替。每治疗 14 天休息 7 天为 1 个周期，2 个周期后评价疗效。

（3）推拿

抑郁、失眠等症状

操作方法：开天门、退坎宫、揉太阳、按百会、勾风池、点安眠、按承浆，操作 30 分钟。

119. 肿瘤相关性抑郁的非药物疗法有哪些？

答：肿瘤相关性抑郁的非药物疗法有八段锦、易筋经等。

（1）中国传统功法

①八段锦。第一式双手托天理三焦，通理三焦，畅达气机，改善循环，以促进新陈代谢。第四式五劳七伤往后瞧，此式以调节五脏劳逸不当或七情过度引起脏腑功能损伤为主，适用于情志不畅，忧思过度的患者。第五式出爪亮翅势，适合于肝郁不舒的患者。第七式攒拳怒目增气力，疏肝理气，调节情志，畅通气血。

②易筋经。摇头摆尾去心火，适用于肝郁化火或心肝火旺的患者。摘星换斗势，可以疏导手少阴经筋，宁心安神。适用于肿瘤相关性抑郁导致失眠患者。倒拽九牛尾势，可以疏导足阳明经筋，益气和胃。适用于肿瘤相关性抑郁，导致肝郁犯脾，脾胃虚弱，纳差者。卧虎扑食势导引法，可以疏导足厥阴经筋，疏肝解郁。适用肿瘤相关性情志抑郁，易怒患者。

（2）音乐疗法

①肝郁气滞型：选用"角"音曲目，如《春风得意》《鹧鸪飞》等。

②心脾两虚型：选用"宫""徵"音曲目，如《月儿高》《春江花月夜》《平湖秋月》《塞上曲》等。

120. 肿瘤相关性失眠的常用方剂有哪些?

答：肿瘤相关性失眠，又称肿瘤相关性睡眠障碍，临床上十分常见，且伴随肿瘤诊断、治疗与康复过程的各阶段，不仅严重影响患者的生活质量，而且会加速肿瘤的发展。针对阴血亏虚，心神失养的病机，主要以补益心脾、养血安神为主的；若脾胃中焦不和，痰热扰神者，则清化痰热、和中安神。常用方剂：朱砂安神丸、温胆汤、黄连温胆汤、保和丸、黄连阿胶汤、归脾丸、安神定志丸、酸枣仁汤、天王补心丹、栀子豉汤、百合地黄汤、六味地黄丸、知柏地黄汤、杞菊地黄丸、柴胡疏肝散、逍遥散、四君子汤、四物汤、八珍汤、人参养荣汤、十全大补汤、交泰丸等。

121. 肿瘤相关性失眠的常用中成药有哪些？

答：肿瘤相关性失眠的常用中成药有安神补脑液、解郁安神颗粒等。

（1）安神补脑液：益气养血，强脑安神，适用于肾精不足、气血两虚所致失眠。

（2）解郁安神颗粒：舒肝解郁，安神定志，适用于情志不畅、肝郁气滞所致失眠。

（3）乌灵胶囊：补肾健脑，养心安神，适用于心肾不交所致失眠。

（4）枣仁安神颗粒：补心养肝，安神益智，适用于心血不足所致失眠。

（5）天王补心丹：滋阴养血，补心安神，适用于阴虚血少，心阴不足所致失眠。

（6）归脾丸：益气健脾，养血安神，适用于心脾两虚所致失眠、多梦、心悸。

122. 肿瘤相关性失眠的常用中药药膳有哪些？

答：肿瘤相关性失眠的常用中药药膳有桂圆灵芝鹧鸪汤、三味安眠汤等。

(1) 桂圆灵芝鹧鸪汤（《中医肿瘤食疗法》）

功效：养血安神。

适应证：出现夜寐不安、精神萎靡，证属心神失养者。

组成：龙眼肉，灵芝，鹧鸪。

制作方法：将鹧鸪去毛及内脏，洗净后切成小块儿；将龙眼肉洗净；将灵芝洗净切片。上三物加入适量清水煎煮至熟烂，调味即可。

(2) 三味安眠汤（《国医精华药膳防治失眠药膳大全》）

功效：宁心安神，益智镇静。

适应证：心肾不交型失眠。

组成：酸枣仁，麦冬，远志。

制作方法：酸枣仁、麦冬、远志中加入清水煎煮。

注意事项：临睡前服用。

(3) 养心粥（《中医药与保健》）

功效：益气养血，宁心安神。

适应证：气血两虚型失眠。

组成：党参，去核大枣，麦冬，茯神，粳米，红糖。

制作方法：党参、大枣、麦冬、茯神中加入清水煎煮，去渣，汤汁中加入粳米熬粥，最后加入红糖即可。

(4) 百合麦冬汤（《家用食疗补养大全》）

功效：养阴润燥，清心安神。

适应证：阴虚火旺型失眠。

组成：麦冬，百合，瘦猪肉。

制作方法：瘦猪肉洗干净切成块，一起放在锅中煲汤，大火烧开后再用小火，一直把瘦猪肉煮熟为止，最后加入调料调味。

(5) 百合雪梨汤（《中医脑病主治医生480问》）

功效：清热化痰，安神助眠。

适应证：痰热扰心型失眠。

组成：雪梨，百合。

制作方法：把雪梨洗干净，削去上层，梨核挖出。百合用冷水泡发放在雪梨中，盖雪梨上层，加入适量冰糖，蒸2个小时左右即可。

(6) 黄连阿胶汤（《伤寒论》）

功效：滋阴降火，除烦安神。

适应证：阴虚火旺型之失眠。

组成：黄连，黄芩，白芍，阿胶，鸡蛋黄。

制作方法：黄连、黄芩、白芍洗净，放入锅中，加入2.5L清水，煮至约1L水时加入阿胶，待阿胶融化后加入蛋黄搅拌均匀，煮熟即可。

注意事项：阴虚内热者慎用。

(7) 酸枣仁粥（《千金要方·食治》）

功效：养心安神，宁心止汗。

适应证：适用于出现失眠、多梦、心悸、心烦、体虚多汗，证属心神失养者食用。

组成：酸枣仁，粳米。

制作方法：先将粳米煮熟，再下酸枣仁末煮5分钟。

123. 肿瘤相关性失眠的中医外治法有哪些？

答：肿瘤相关性失眠的中医外治法有针灸、耳穴压豆等。

(1) 针灸

①心脾两虚型

取穴：神门、三阴交、心俞、脾俞、内关、郄门、巨阙。

手法：隔日1次，得气后运针5分钟，留针30分钟，10次为一个疗程。

②肝气郁结型

取穴：神门、内关、印堂、百会、合谷、足三里、气海、三阴交、阴陵泉、期门。

手法：每日或隔日1次针刺或灸，针刺用泻法，每次得气后运针5分钟，留针15分钟。

③痰气郁结型

取穴：神门、内关、印堂、百会、合谷、足三里、气海、三阴交、阴陵泉、中脘、丰隆。

手法：每日或隔日1次针刺或灸，针刺用泻法，每次得气后运针5分钟，留针15分钟。

④气郁化火型

取穴：神门、内关、印堂、百会、合谷、足三里、气海、三阴交、阴陵泉、曲池、行间、外关。

手法：每日或隔日1次针刺或灸，针刺用泻法，每次得气后运针5分钟，留针15分钟。

(2) 耳穴压豆

①心胆气虚型

取穴：神门、皮质下、心、垂前、枕、肝、胆。

方法：在耳部消毒后用王不留行籽贴于上述部位，隔日1次，左右耳交叉。

②心脾两虚型

取穴：心、交感、神门、皮质下、肝、脾、肾。

方法：在耳部消毒后用王不留行籽贴于上述部位，隔日1次，左右耳交叉。

③肝气郁结型

取穴：心、交感、神门、皮质下、肝、脾穴。

方法：在耳部消毒后用王不留行籽贴于上述部位，隔日1次，左右耳交叉。

(3) 穴位敷贴

有睡眠障碍、情志抑郁等症状，证属肝郁气滞者

组成：欢皮、檀香、沉香、石菖蒲、郁金。

取穴：双侧涌泉、照海、足三里、三阴交等穴。

(4) 中医定向透药疗法

组成：首乌藤，石菖蒲，五味子，酸枣仁，合欢皮。

取穴：百会、安眠、神门、三阴交、照海、申脉。

方法：接通中药定向透药治疗仪电源，将一次性皮肤理疗电极片贴敷于上述穴位；打开电源，缓慢调节增至预定的电流强度，每次约20分钟，可以配合红外线灯照射。治疗结束后，关闭电源，取下一次性皮肤理疗电极片。

124. 肿瘤相关性失眠的非药物疗法有哪些？

答：肿瘤相关性失眠的非药物疗法有八段锦、易筋经等。

(1) 中国传统功法

①八段锦。第四式五劳七伤往后瞧，此式以调节五脏劳逸不当或七情过度引起脏腑功能损伤为主，适用于情志不畅，忧思过度导致失眠者。第五式摇头摆尾去心火，适合于阴虚火旺的失眠者。

②易筋经。摘星换斗势，适合于心神不宁致失眠、心悸者。卧虎扑食势导引法，可以疏导足厥阴经筋，疏肝解郁。适用于情志抑郁，易怒导致的失眠者。倒拽九牛尾势，

适合于心脾两虚失眠患者。出爪亮翅势，适合于肝郁不舒失眠的患者。

125. 肿瘤相关性厌食的常用方剂有哪些？

答：肿瘤相关性厌食，是与恶性肿瘤或抗肿瘤治疗相关的食欲减退甚至丧失，伴或不伴早饱、肌力软弱、体重下降等症状，最终可导致癌症厌食-恶病质综合征。长期进食减少，可使身体功能减退，降低患者对治疗的敏感性及耐受性，影响疗效，同时降低患者生存质量，缩短生存时间。中医用药方面整体以扶正益气为主，主要采用健脾益气、消食开胃的方法。常用方剂：八珍汤、小建中汤、归脾汤、补中益气汤、香砂六君子汤、柴芍六君子汤、保和丸等。

126. 肿瘤相关性厌食的常用中成药有哪些？

答：肿瘤相关性厌食的常用中成药有加味枳术丸、薯蓣丸等。

（1）加味枳术丸：适用于脾胃虚弱，食少不化，脘腹痞满者。

（2）薯蓣丸：适应于气血两虚，脾肺不足，胃脘疼痛者。

（3）人参健脾丸：适用于食积，体弱倦怠、不思饮食者。

（4）香砂六君丸：适用于脾虚气滞引起消化不良、腹胀、食少者。

（5）附子理中丸：用于脾胃虚寒，脘腹冷痛，呕吐泄泻，手足不温者。

(6) 猴头健胃灵片：用于肝胃不和，胃脘胁肋胀痛，呕吐吞酸者。

(7) 四磨汤口服液：用于腹胀、腹痛、厌食纳差、便秘者。

127. 肿瘤相关性厌食的常用中药药膳有哪些？

答：肿瘤相关性厌食的常用中药药膳有山楂莲子汤、陈皮瘦肉末粥等。

(1) 山楂莲子汤（《新编大众滋补1000种》）

功效：健脾开胃，消食化积。

适应证：食欲下降、腹胀，证属脾虚不运者。

组成：山楂，莲子，白糖。

制作方法：将山楂、莲子洗净，放入锅中，加入适量清水煮至烂熟，最后加入白糖调味即可。

(2) 陈皮瘦肉末粥（《临床营养学（第2版)》）

功效：行气健脾。

适应证：脘腹胀疼、嗳气呕吐，证属脾虚气滞者。

组成：陈皮，猪瘦肉，粳米。

制作方法：先将陈皮与粳米洗净后一同放入锅中加水煮至半熟，后去除陈皮，在锅中加入瘦肉末，加入适量水，再煮至熟烂成粥状。

注意事项：气虚及阴虚者慎用。

(3) 山楂黄豆粥（《营养保健粥谱》）

功效：健脾和胃，消食化滞。

适应证：纳差痞满、食欲减弱，证属脾虚食滞者。

组成：干山楂，黄豆，粳米，白糖。

制作方法：先将粳米洗净后放入锅中，再将浸泡冷水过夜的黄豆与洗净去核的山楂一同放入锅中加水旺火煮至水沸,后加入白糖,改小火再煮至熟烂成粥状。

注意事项:黄豆过敏者慎用。

(4)淮山蒸排骨

功效:益气养血,健脾开胃。

适应证:术后不欲饮食,乏力气短,证属脾胃气虚者。

组成:排骨,淮山。

制作方法:将鲜淮山削皮洗净切块,放入淡盐水中浸泡1小时,沥干水后备用。排骨洗净后斩小块,加入适量盐、生粉、料酒、生抽、生姜腌制2小时。将淮山铺在碟上,上面放腌好的排骨,隔水蒸20分钟即可。

注意事项:淮山过敏者慎用。

128. 肿瘤相关性厌食的中医外治法有哪些?

答:肿瘤相关性厌食的中医外治法有针灸、耳穴压豆等。

(1)针灸

①中晚期肿瘤患者不思饮食,体重下降,倦怠乏力

取穴:四缝穴,两手共8个,在双手第2~5指掌侧,第二指间关节横纹的中央。

手法:选用一次性无菌针灸针,常规消毒后进针。进针深度0.1~0.2寸,对准穴位点刺,立即出针,轻轻挤出血液或黏液3~5滴,再次消毒穴位。嘱患者注意针孔周围保持清洁,避免感染。每周3次,2周为1疗程,连续2个疗程,共4周。

②晚期肿瘤患者厌食

取穴:足三里、三阴交、内关、中脘、关元、然谷;

失眠、焦虑、抑郁加印堂、太冲、合谷；便秘加天枢；疲劳加阳陵泉、阴陵泉。

手法：选用每次性无菌针灸针，常规消毒后进针。针刺深度依气感所至为一个穴位保证"得气"，即出现酸麻肿胀感，针刺深度依气感所至为度，留针30分钟。

(2) 耳穴压豆

①抗肿瘤相关治疗后出现食欲不振

取穴：以脾、胃、交感、腹、三焦为基础选穴，伴有便秘者加大肠、小肠穴；肝胃不和者加用肝穴；泛酸、呃逆者加耳中穴；失眠加心、神门穴；乏力加交感、肾上腺穴。

方法：在耳部消毒后，施予王不留行籽压贴，贴紧后稍加压力，感到酸痛、麻胀、发热感为度。每日自行按压耳穴，每天3次，每次每穴按压时间≥20秒，隔日1次，左右耳交叉。

(3) 推拿

手法：摩腹。

位置及方法：以脐为中点，上至剑突下至耻骨联合缘上，左右至腋中线，用全掌先从脐开始做有规律的环形揉动，逐渐扩大范围摩动至全腹，再逐渐缩小范围至脐，如此循环数遍。本法用魔法操作时宜重，一般情况下方向以顺时针为主，逆时针为辅，顺逆结合取阴阳平衡之意，避免过盛或不足。

功效：健脾和胃、理气消食、补益气血。

(4) 脐灸

①脾胃虚寒证，出现纳差乏力、大便稀溏等症状者

方法1：艾炷直接灸。将燃烧的艾炷直接悬在脐中上方

（1厘米左右）施灸，以觉得有温热感为度。每次灸15~30分钟，每日1次，连灸10次为1个疗程。

方法2：神阙隔姜灸。把姜片上穿刺数孔，覆盖于脐上，点燃艾炷在姜片中啄灸，以感温热且舒适为度。每次灸15~20分钟，隔日1次，每月灸10次。

129. 肿瘤相关性厌食的非药物疗法有哪些?

答：肿瘤相关性厌食的非药物疗法有八段锦、太极拳、音乐疗法等。

（1）中国传统功法

①八段锦。第二式左右开弓似射雕，能刺激胃经，从而达到健脾开胃的效果。

②太极拳。第四式左右搂膝拗步，能刺激脾经，调理脾胃运化功能，改善食欲不振的症状。

（2）音乐疗法

①脾胃虚弱证：选用"宫"音曲目，如《春江花月夜》《花好月圆》《苏武牧羊》《女儿情》等。

②肝郁脾虚证：选用"角"音曲目，如《胡笳十八拍》《梅花三弄》《列子御风》《庄周梦蝶》《渔舟唱晚》等。

第六章

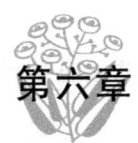

康复篇

130. 乳腺癌康复期患者如何调护？

答：乳腺癌康复期可以从情志、饮食、运动等方面进行调护。

（1）调畅情志：乳腺癌患者在生活中应及时调整负面情绪，多与家人、朋友沟通，保持良好的心理状态。

（2）合理饮食：①多样化均衡饮食：粗粮与细粮合理搭配，进食易于消化吸收的食物。②饮食有节：饮食不宜过饱，防止肥胖；饮食亦不可过少，预防正气不足，抵抗力下降。③根据个人饮食习惯、平素体质以及气候、环境变化等因素选择食物、把控食量。

（3）适量运动：在康复期，患者可选择一项适合自己并能长期坚持的有氧运动，如快走、骑自行车、游泳、打太极、有氧运动等。建议进行有规律的中等强度的锻炼，每周至少150分钟，每周2次。

（4）体重管理：在日常生活中，患者要通过改变不良饮食习惯与规律锻炼，将体重控制在正常范围内。

（5）顺应四时变化：在康复期，患者要根据四时气候的变化，适当调整生活方式。春夏之际，阳气旺盛，应适当外出活动，使阳气调和畅达；秋季阳气渐衰，阴气渐长，应保持神志安宁平静；冬季阳气内藏，阴气极盛，应增衣加被，避免受寒。

（6）戒烟酒：烟酒与乳腺癌有密切的关联，应早戒烟酒。

131. 乳腺癌康复期患者有哪些心理问题？

答：乳腺癌患者在康复期往往有以下心理表现：

（1）害怕复发，焦虑：患者经过长期的有效治疗后逐渐康复，但是会因为担心病情复发而产生恐惧、焦虑、抑郁等心理问题，这会影响日常的生活与情绪，不利于病情康复。

（2）认知扭曲：认知扭曲也称认知偏差，是指患者对现实的不准确理解或评估。例如只关注不好的情况，忽视积极的情况；或者认为某件事情是真实的，仅仅因为它引发了强烈的情绪；或者是没有依据地预测未来会发生什么，通常是负面的结果等。持续的消极想法和对复发的担忧可能会导致认知扭曲，致使患者对自我及周围事物产生偏见，从而陷入极端情绪。

（3）身体形象和自尊问题：手术和治疗引起的身体形象变化会导致患者出现自尊问题，如对人对事消极自卑。因此，康复期的心理干预对于乳腺癌患者尤其重要，不仅可以帮助患者控制焦虑和抑郁，还可提高患者的生活质量。

132. 中医学如何认识乳腺癌患者康复期的心理问题？

答：中医学认为，心理疾病属于"情志病"范畴，其发生与五脏密切相关。多由情志所伤，肝气郁结，肝失疏泄，气机郁滞不畅而致。《景岳全书》云："思郁者……思则气结，结于心而伤于脾也。"思虑过多导致气机郁结，进而损脾胃伤神气，出现情志异常。《外科正宗》曰："乳头为厥阴肝经所属"，并指出："忧郁伤肝，思虑伤脾，积想在心，所愿不得，致经络痞涩，聚结成核"，认为情志抑郁，木郁土壤，肝脾脏腑功能失调是乳腺癌发生的重要因素。因此，乳腺癌患者的异常情绪与肝主疏泄、调畅情志功能异常关系密切。

133. 乳腺癌患者可以服用中药方剂进行心理康复吗？

答：乳腺癌患者可以服用中药方剂进行心理康复。

（1）长期精神抑郁，胸胁部疼痛，胸闷，喜欢叹息；或肝郁化火，乳房肿块热痛，心烦。治法：疏肝健脾，调畅气机。方剂：逍遥散加减、柴胡疏肝散加减、清肝解郁汤加减等。

（2）经综合治疗后出现头晕目眩，食少纳呆，心悸乏力，气短懒言，失眠多梦。治法：补气益血，扶正祛邪，化痰散结。方剂：香贝养荣汤加减、归脾汤加减等。

（3）出现焦虑、抑郁等不良情绪，伴有失眠多梦、烦躁、食欲不振等。治法：滋阴养血，养心安神。方剂：甘麦大枣汤加减、安神定志丸加减等。

134. 西医学如何对乳腺癌患者进行心理康复干预？

答：西医学多采用健康教育、认知疗法、心理支持治疗、行为心理治疗、个别心理治疗、集体心理治疗、家庭心理治疗、心理药物治疗等方式进行干预。可大致概括为以下四个方面：

（1）健康教育：有针对性地告知患者及家属有关乳腺

癌的疾病特点、病程、预后及各种治疗方法与效果等基本知识和信息，教导患者掌握良好的应对技巧、寻求社会支持、学会有效控制自己的不良情绪对身心的影响等。

（2）认知和心理疗法：运用正确的医学知识和心理治疗，纠正患者乃至由多位乳腺癌患者组成的群体在诊断、治疗中出现的各种错误认知，并通过认知重建纠正错误认知，建立起正确的认知模式，同时帮助患者获取积极的行为应对，鼓励患者面对现实，树立战胜癌症的信心，采取乐观的态度，为治疗创造良好的心理条件，增强患者自身的免疫力，积极应对治疗的各种副反应，变被动治疗为自知、自治式治疗，提高治疗效果。

（3）家庭支持：乳腺癌的确诊是一个家庭事件，不仅给患者个人带来严重的心理创伤，也造成其家庭成员的痛苦和心理压力。对患者及其伴侣进行心理治疗（包括性康复的咨询和指导），对他们提高彼此交流能力，维持良好的夫妻关系，促进患者心理和机体功能的康复有重要的意义。家属和亲人所能起到的作用在某些方面是任何人取代不了的。

（4）药物治疗：精神心理药物的使用应视病情而定，可使用抗抑郁药、抗焦虑药等减轻在乳腺癌诊治过程中患者出现的抑郁、焦虑、睡眠障碍等症状。对于心理治疗无效的乳腺癌患者或持续疼痛、疲劳、睡眠障碍、强迫症、意识混乱、恶心、呕吐及中重度的抑郁、焦虑等情况，使用精神药物治疗可起到一定的改善作用。

135. 乳腺癌康复期如何使用中药药膳干预？

答：在乳腺癌康复期间可以根据中医证型来进行药膳

干预。

表6-1 不同中医证型的饮食推荐

证型	主要特征	推荐饮食
气虚	疲劳、虚弱、呼吸急促、少气懒言	人参、黄芪、蜂蜜、枣、龙眼、鸡肉、红薯
血虚	面色苍白、头晕、失眠	枸杞子、大枣、黑叶蔬菜、牛肉、鸡蛋、黑芝麻
阴虚	潮热、盗汗、口干	银耳、雪耳、梨、西瓜、海藻、豆腐
阳虚	四肢冰冷、乏力、怕冷	生姜、肉桂、羊肉、鸡肉、藜麦、核桃、栗子
痰湿	肿胀、迟钝、昏沉	大麦、莲藕、萝卜、梨、芥菜
气滞血瘀	疼痛、有肿块、情志不舒	姜黄、醋、茴香、大枣、桃子、砂仁
脾胃虚弱	消化不良、腹胀、便稀	生姜、薄荷、菊茶、木瓜、糙米、红薯
肝气郁结	情志不遂、易怒	柴胡、薄荷、玫瑰茶、甜菜根、柑橘类水果、绿叶蔬菜

饮食建议：

（1）平日膳食应多样均衡，以确保营养全面。

（2）适量食用滋补性食物，切勿过量摄入。

（3）根据个人喜好、过敏情况和耐受性选择食物。

（4）可以咨询中医师或者营养师，以获得准确的膳食指导。

（5）使用温和的烹饪方法，如蒸或炖，以减少食物营养素的损失。

（6）多饮温水，食物避免过冷。

（7）建立有规律的饮食习惯。

136. 乳腺癌康复期患者可以运动锻炼吗？

答：乳腺癌康复期患者进行适当的运动锻炼是有益的。运动有助于改善手术或治疗期间的虚弱状态；适当的运动还可以促进淋巴液流动，减轻淋巴水肿。同时，运动可以释放内啡肽，有助于改善情绪，减轻抑郁和焦虑。但是，需在医疗保健专业人员的指导下进行。因为中医认为"血汗同源""气随津脱"，故剧烈运动后大汗淋漓、气喘吁吁均是气血耗伤的表现。适度运动后身体气血调和，阴阳平衡，方能真正达到强身健体的目的。

对于乳腺癌康复期患者，应该从轻量级、低强度运动开始，逐渐增加；如果是有淋巴水肿风险的患者，应避免过度使用受影响的肢体，并采取适当的预防措施。在锻炼过程中，如果出现疼痛、过度疲劳或不适，应立即停止并咨询医生。在选择运动种类时，可以考虑有氧运动、力量训练和柔韧性训练相结合，以达到全面的效果。我们建议选择相对柔和的中国传统功法如八段锦、易筋经、五禽戏、太极拳等（具体动作要点可见附录部分），或者散步、慢跑、瑜伽、普拉提等运动，循序渐进，量力而行。

中国传统功法又称"气功"，其奥妙在于它的每一个动作均要配合特定的呼吸吐纳，故呼吸练习也是一种特殊的锻炼方式，可以调理身体气机、调节情志，具体可以参考以下动作指导：以舒适的姿势坐下或躺下，将一只手放在胸部，另一只手放在腹部，用鼻子深吸气，让腹部隆起。用抿起的嘴唇慢慢呼气，感觉腹部下垂。专注于横膈膜呼吸，创造平静的节奏。

选择的锻炼活动应旨在温和、谨慎，并适应乳腺癌患者恢复期间的个人需求,始终将舒适度放在首位,以患者自身的真实感受为根据,并咨询医疗保健专业人员,逐步调整、制定适合患者当前状态的锻炼活动方案。

137. 乳腺癌术后上肢水肿如何进行功能锻炼?

答:乳腺癌患者术后因上肢静脉回流不畅或淋巴液回流受阻可能会出现上肢水肿,功能锻炼有助于促进血液、淋巴回流,改善水肿。

(1)当胸壁创口正常愈合后(约术后 2 周),此时可开始进行患侧上肢的活动锻炼。锻炼应从小幅度开始,以前臂活动为主。前臂以肘关节为中心,做伸屈、外展、内旋等动作;手握拳后松开活动手指及腕关节,每日 2 次,每次 15 分钟。

(2)术后第 3 周,上臂开始活动,可做平举、平肩外展、前臂上抬等动作,每天逐渐加大幅度,最后连同前臂一起上举;双臂平举半内收姿态,进行左右扭腰活动。

(3)每天用健侧手的拇指与四指分开相对捏压患侧上肢,从上至下,从下至上,反复多次,每日坚持 2 次。

138. 中医学如何认识乳腺癌术后上肢淋巴水肿?

答:中医学认为,因术中创伤,损伤经络,耗伤气血,导致气血亏虚,气虚则推动无力、气化不行,气血津液运行不畅,脉络瘀阻,血不利而为水,聚而化湿,渗出脉外而为水肿。水液积聚于上肢则引起上肢淋巴水肿。治疗以温阳活血消肿、益气化瘀行水、疏肝解郁通络、清热解毒活血、宣肺健脾利水为法,可以采用中药内服、外敷、熏蒸、针灸、推拿等各种方法治疗。中医综合疗法治疗乳腺癌术后上肢淋巴水肿疗效较佳。

139. 中医药如何治疗乳腺癌术后上肢淋巴水肿？

（1）阳虚血瘀证

主症：患肢水肿，手指麻木，上举困难，兼纳差食少，四肢不温，舌淡暗，苔白，脉细涩无力。

病机：系术后气血不足或阳气虚弱无以推动气血津液运行，血行滞缓，瘀血乃成；手术伤及血脉，经脉瘀阻，则气化不利，气停水留，或阳气虚弱所致。

治法：温阳利水，活血消肿。

方药：活血通络消肿方加减（黄芪、桑枝、生地黄、伸筋草、防己、益母草、海桐皮、水蛭、桔梗、当归、白芍、川芎、桂枝、姜黄）。

（2）气虚血瘀证

主症：患肢水肿，兼见乏力气短，面白无华，舌淡，有瘀点，苔白，脉沉涩细。

病机：乳腺癌本就消耗人体气血，加之术后气血愈虚，气虚则水壅，水壅则血瘀，故成气虚血瘀证。

治法：益气行血，通络利水。

方药：参芪利水汤（黄芪、党参、红花、赤芍、当归、猪苓、薏苡仁、鸡血藤、土茯苓、半枝莲、川芎、路路通、木瓜、桂枝、延胡索、桑枝）。

（3）肝郁气滞证

主症：患肢水肿，兼见心烦易怒、夜寐不安等，舌淡暗，苔薄白，脉弦细涩。

病机：肝气郁滞，舒展升发之功不足，气滞津停，聚于局部，发为水肿。

治法：疏肝通络，行气利水。

方药：逍遥蒌贝散（牡蛎、山慈姑、浙贝母、瓜蒌、生麦芽、当归、白芍、茯苓、白术、半夏、制天南星、柴胡、甘草）。

（4）热毒蕴结证

主症：患肢红肿发亮、触之灼痛，兼口渴，大便干结，舌红，苔黄腻，脉数。

病机：乃瘀血痰湿日久化热，热毒积聚局部所致。

治法：清热解毒，活血止痛。

方药：健脾活血解毒汤（薏苡仁、茯苓、黄芪、半边莲、白术、赤芍、丝瓜络、路路通、郁金、夏枯草、漏芦、桑枝、枳壳、炙甘草）。

（5）热毒炽盛，气滞血瘀证

主症：患肢红肿发亮、触之灼痛，兼口渴，大便干结，舌红，苔黄腻，脉数。

病机：乃热毒积聚、气血凝滞所致。

治法：清热活血，利水消肿。

方药：四妙勇安汤加减。

（6）肺脾气虚证

主症：患肢水肿，兼见肢体沉重，乏力，或有畏风，舌淡或胖大，苔白，脉弱。

病机：全身津液输布不离肺、脾、肾三脏，肺、脾、肾的功能失常，肺不主水，脾不运水，肾不化水，则发水肿。

治法：宣肺健脾，利水消肿。

方药：参苓白术散加活血通经类药物（薏苡仁、鸡血藤、党参、茯苓、山药、泽泻、白术、炒扁豆、赤芍、炙甘草、砂仁、桔梗、地龙)。

140. 乳腺癌术后上肢淋巴水肿的中医外治法有哪些?

答：乳腺癌术后上肢淋巴水肿的中医外治法有中药外敷、针刺、艾灸、推拿等方法。

(1) 中药外敷

中药外敷通过药物离子的散播、热传导，使得玄府腠理开，经皮吸收，药的四气五味随之进入人体而发挥疗效。常用方剂有：①加味金黄膏（贴敷患侧厥阴经、阳明经、太阴经相关腧穴），清热止痛、温经活络。②中药方（赤芍、白芍、丹参、王不留行、黄芪、延胡索、生白术、桃仁、川芎、鸡血藤、透骨草、水蛭、红花、甘草）熏蒸患肢，亦可配合穴位按摩（手厥阴心包经、手阳明大肠经穴位），活血通路、行气消肿。③黄芪桂枝五物汤加内消丸（泽兰、牵牛子、黄芪、桂枝、络石藤、麻黄、三棱、莪术、艾叶、桑枝、冰片）外敷，亦可配合艾灸（肩髃、外关、曲池、列缺、肩髎、臂臑、水分、阴陵泉、阿是穴），益气通络、活血消肿。

(2) 针刺

通过针刺穴位疏通经络，激发正气，传导经络，调节气血，可达到消肿止痛的目的。常用方法有：①温针灸法。针灸肩髃、外关、阴陵泉、曲池、水分、足三里等穴位，可温阳行气，化湿消肿。②健侧运用温针灸法针刺（曲池、足三里），患侧用无侵入性的肌肉效贴治疗。采取健侧治患侧，减少对患侧的刺激，能够消肿利水。③腹针针刺（中脘、下脘、气海、关元、滑肉门、外陵），起到健脾行气化湿的功效。

(3) 艾灸

艾灸的温散作用，可行气活血、消肿散结，能促进局部气津流动，利于肿胀消退。常用的方法有：温和灸法灸特定腧穴（上肢阿是穴、臂臑、曲池、腰阳关、肩贞），亦可采用艾灸联合穴位按摩及温和灸（天泉、曲池、内关），具有温阳行气消肿之功。

(4) 推拿

推拿方法通过摩拍、拿捏、点揉、疏筋之力渐传至筋肉肌间，气推血行，阴阳平和，防病治病。如指尖易筋法，以指尖爪甲为施术部位，主要是推法和拨法，特点是轻、柔、小、精。又如取患肢手少阳三焦经穴位进行推拿，亦能起到行气消肿之功。

141. 中医药如何治疗乳腺癌术后皮下积液？

答：皮下积液，是指手术部位出现局限性隆起或波动性肿块，穿刺可抽出不凝固性液体。中医学认为，乳腺癌术后脉络受损，津液溢于脉道之外，停留于皮肤、肌肉之间；术后大多气血耗伤，气虚则无力推动津液运行，进而致津液外溢，从而发为皮下积液。治疗宜通阳益气、活血利水，常用防己黄芪汤加减。若血瘀明显，加泽泻、泽兰、路路通、石见穿等活血利水；若皮肤灼热色暗，加败酱草、仙鹤草、牡丹皮；若口干明显，加天花粉等，清热滋阴解毒。同时辅以中药外敷、中药熏蒸等治疗手段活血化瘀、温通经络，促进局部气血流通，从而改善皮下积液。

142. 中医药如何治疗乳腺癌术后皮瓣坏死？

答：中医学认为，皮瓣坏死属于"疮疡"范畴。乳腺癌术后患者气血不足，脉络损伤。气虚则无力推动血液运行致血瘀，瘀血内停则阻遏气机致气滞，气滞血瘀，津液运行不畅，局部皮肤失于濡养，导致皮瓣坏死。皮瓣坏死后筋骨肌肉不相荣，经脉败漏，使血脉阻塞，进一步加重血瘀，从而形成恶性循环。治疗宜补益气血、祛腐生肌，方药予八珍汤加减。若创面脓腐未净，则配合外治法。先用红油膏或九一丹祛腐；待脓腐净，再用生肌膏或白玉膏。在此过程中，创面应保持滋润并注意清洁。此外，祛腐生肌散在治疗乳腺癌患者术后切口皮瓣坏死方面也有良好的疗效。

143. 中医药如何治疗乳腺癌术后感染？

答：中医学认为，乳腺癌术后感染大多由正气虚弱、六淫邪毒引起。手术致使患者气血不足，正气亏虚，无力抗邪则致感染发生。六淫皆可化火，感染多表现为热毒、火毒之候。治疗宜清热解毒、扶正祛邪，方用黄连解毒汤加减。热毒从外透解，兼以扶正，以达祛邪不伤正，表里兼治之效。外治法主要包括中药膏剂外敷、中药熏洗等。将中药煎熬后制成浓缩液或是膏剂，直接涂抹在感染部位，可发挥其消肿散结、杀菌止痛等作用。中药熏洗可以促进经络气血的通畅，达消肿散结之目的。

144. 乳腺癌放疗期为什么要进行皮肤护理？

答：放疗常会对乳腺癌患者抵抗力与免疫力造成影响，所以患者需要按时清洁皮肤，以免出现感染。

（1）尽量穿纯棉、柔软、宽松的衣物，减少衣服与皮肤的摩擦。

（2）洗澡时不要用力揉搓皮肤，不要用肥皂、沐浴露等刺激性液体，可用质软的毛巾轻轻擦洗。

（3）放射区皮肤不可以贴胶布，不可用热水袋。

（4）干性皮肤可用维生素 A、维生素 D 软膏或 1% 氢化可的松霜剂涂擦，保护皮肤及止痒，切不可用力撕脱掀开的干皮；湿性皮肤则应保持局部皮肤的清洁、干燥，如出现水疱时应涂硼酸软膏后用无菌敷料覆盖，待渗液吸收后再暴露。

（5）运用中医药进行调护。如以冰片、黄柏、紫草、黄连、大黄、黄芩、麻油、甘草、虎杖、金银花、白芷、当归等中药外用。同时配伍止血生肌止痛的血竭、三七；补血活血通络的地龙、当归；理气燥湿化痰的苍术、陈皮、厚朴；养阴清热的天花粉、枸杞子。亦可口服沙参麦冬汤合仙方活命饮等中药汤剂，以达解毒养阴、凉补气血之效。

（6）若局部皮肤发生感染或者破溃，可考虑暂缓放疗，并及时进行抗感染等对症处理。

（7）放疗会导致皮肤脆弱，应注意避免用力搓揉、暴晒皮肤。

145. 什么是放射性食管炎？

答：放射性食管炎，是指食管黏膜在放射线的刺激下发生充血水肿乃至溃破穿孔的非特异性炎症。其多表现为吞咽不畅、食后即吐、胸骨处烧灼疼痛感，甚则出现呛咳、呼吸困难等。

中医学根据其临床症状，将其归属于"噎膈""膈证"的范畴。其主要病机为热毒炽盛、耗阴伤津。初期以热毒炽盛为主，逐渐出现阴伤、津亏之象，后期可出现瘀血、痰湿等病理产物。在治疗方面，早期以清热解毒为主，养阴生津为辅；中期以养阴生津为主，酌情加入补气之品；后期侧重于活血凉血、消肿生肌。

146. 如何调治乳腺癌放疗期的放射性食管炎？

答：乳腺癌患者出现放射性食管炎后，除对症治疗外，需要从以下几方面进行调治。

（1）饮食以高热量、高蛋白、高维生素和易消化的食物为宜；禁食冷、硬、煎、炸、粗纤维食物，防止损伤食道黏膜。

（2）日常可多摄入滋阴生津之品，如百合、绿豆等；食用具有滋阴清热、促进组织修复功效的药膳，如沙参麦冬粥、生地黄石斛粥、银耳藕粉羹等。

（3）定时定量进食，不宜过饱，不宜进餐后平卧，以免引起食物反流而加重食管黏膜炎症。

（4）进餐后，注意保持口腔及食管清洁，可饮少量温开水以冲洗食管，防止食物残渣储留，减轻对食道黏膜的刺激，防止发生感染。

（5）穴位贴敷、耳穴压豆、艾灸等中医外治法亦可减轻消化道症状、增加食欲、缓解疼痛。

（6）若出现胸部疼痛、发热、呛咳等严重症状，则应咨询医生，及时就医。

147. 什么是放射性肺炎？

答：放射性肺炎，是在放疗中放射线引起正常肺实质细胞损伤，一系列炎性浸润的细胞因子紧急募集，引发一系列细胞间信号传递和放大的病理生理反应，导致肺部发生的急性渗出性炎症。放射性肺炎常发生在放射性肺损伤的中期阶段。其症状可表现为干咳、活动后呼吸困难、发热、胸痛等,血常规检查可见白细胞升高,胸片检查可见放射野有小点状和网状阴影。

148. 中医药如何治疗乳腺癌放疗后的放射性肺炎?

答:中医学将放射性肺炎分为热毒犯肺证、痰热郁肺证、肺燥阴亏证和气阴两虚证四个中医证型来辨证论治。

(1) 热毒犯肺证

主症:咳嗽,痰黏或黄,气短,便秘,咽痛和口渴。次症:咯血,胸痛和发热。舌脉:舌质红,苔黄或黄腻,脉滑数。

治法:清热化痰活血。

方药:千金苇茎汤(《备急千金要方》)或麻杏石甘汤加减。

(2) 痰热郁肺证

主症:发热,咳嗽痰多,痰黏厚或稠黄,胸痛。次症:口干欲饮,气急或气喘,咳痰带血。舌脉:舌红,苔薄黄或黄腻,脉滑数。

治法:清热解毒,清肺化痰。

方药:清金化痰汤加减(《杂病广要》)。

(3) 肺燥阴亏证

主症:干咳痰少,咽干口燥,潮热盗汗,乏力,短气。次症:咳嗽无力,胸隐痛,咳血。舌脉:舌红苔少,脉细数。

治法:养阴清肺。

方药:养阴清肺汤(《重楼玉钥》)或百合地黄汤

(《金匮要略》）或沙参麦冬汤（《温病条辨》）。

（4）气阴两虚证

主症：干咳少痰，气急，口干欲饮，神疲乏力。次症：胸闷胸痛，自汗盗汗，纳差。舌脉：舌质红，苔少，脉细或沉细。

治法：益气养阴。

方药：生脉散加减（《内外伤辨惑论》）或百合固金汤加减。

若至放射性肺损伤纤维化形成期，则随证适当加用活血化瘀类中药。

149. 如何调治乳腺癌放疗期的口腔溃疡？

答：口腔溃疡是乳腺癌患者放疗期的常见并发症，而良好的生活调护可以促进口腔溃疡痊愈。

（1）保持口腔卫生：患者每餐后应漱口，可使用含有维生素E、维生素B群等成分的漱口水，有助于促进口腔黏膜的修复。此外，也可以尝试用温盐水、金霉素口服液等漱口，以减轻炎症和疼痛。刷牙时选择柔软的牙刷，避免使用刺激性强的牙膏，以减少对口腔黏膜的刺激。

（2）饮食调治：患者应选择软质的食物，如米粥、面条、煮熟的蔬菜等；避免食用刺激性食物，如辛辣食品、酸性水果等，避免进一步的刺激；熬粥或汤时可适量加入玄参、麦冬、天冬、竹叶等养胃养阴清热的中药；选择西瓜、梨、香蕉等凉性水果，少吃哈密瓜、荔枝、杨梅、桂圆等热性水果；食用淡水鱼，少吃牛羊肉等温燥之品；烹调方式建议以水煮、清蒸等为主，尽量少用油煎烘烤。

（3）中医调治：放疗期间，热毒聚集至口腔而引发口腔溃疡；脾胃气血不足，脾之运化能力下降，营养物质无法上升，口腔失去滋养，也会产生溃疡。因此，治疗口腔溃疡，应以清热毒、健脾胃、调气血为治法来处方用药。患者还可选择按揉地仓穴，舒筋活络。

（4）及时就医：如果口腔溃疡严重，应及时咨询医师并进行规范诊治。

150. 乳腺癌患者需要"忌口"吗？

答：乳腺癌患者需要"忌口"。

对于正常人群而言，"忌口"是指在不同地区、不同季节要选择与体质相适应的食物，如果食用与自身体质相反的食物，则会伤及正气，从而引发疾病。而对于患病人群而言，"忌口"是指病人在患病期间使用的药物和食物可能存在冲突，这不利于药物发挥作用；或吃的食物会加重病情、产生不良反应。在疾病康复后，吃的食物也有可能诱发旧疾。因此，乳腺癌患者应根据其体质、治疗方式和治疗阶段的不同，在饮食方面进行"忌口"。

（1）围手术期：饮食以"恢复体质、加速伤口愈合、减少感染机会"为原则，应忌食辛辣刺激性食物，如烟、酒、咖啡、浓茶及葱、姜、蒜、辣椒、胡椒粉、咖喱等各种辛辣调味品。食物不宜过咸、过烫、过凉、过硬，注意预防消化道黏膜损伤。

（2）围化疗期：①无食欲、有腹泻者，饮食应以清淡、易消化为主，尽量避免进食油腻、烟熏和有强烈气味的食物，同时冷、热食品也不要同时摄取，易导致呕吐；②腹胀、便秘者，不宜吃过甜、过硬（如坚果）、含酒精或咖啡因的饮料、牛奶及纤维素多的食物，避免进食容易产气的食物，如豆类、红薯、洋葱、碳酸饮料等，以免加重症状；③口腔黏膜炎（口腔溃疡）者，注意避免进食粗糙、坚硬、尖锐及辛辣、酸性食物，以免加重溃疡。

（3）围放疗期：①呕吐者，避免过油、过咸、过辣和气味浓郁的食物，以免引起恶心；②骨髓抑制者，忌食辛辣食品，不饮酒，不吃腌制、长期保存的食材，尤其是肉食。

（4）内分泌治疗期：①避免进食如蜂王浆、紫河车（胎盘）、雪蛤、避孕药等含有雌激素的食物或药物，因其容易造成雌激素水平升高而影响治疗；②避免高糖、高脂饮食，预防体重增加、血脂升高的问题；③不要吃西柚、阳桃等含有呋喃香豆素成分的水果，这种物质容易与他莫昔芬等药物产生相互作用，影响药效。

（5）靶向治疗期：①发生腹泻时，应减少粗纤维食物的摄入，避免食用奶制品及含酒精类、咖啡因类饮品，以防症状加重；②避免食用西柚、石榴、阳桃等富含柚苷、呋喃香豆素类和类黄酮化合物柑橘素等成分的食物，否则影响药效；③乳腺癌靶向药具有一定的心脏毒性，饮食上应减少或不饮用浓茶、酒精和咖啡，以及辣椒、胡椒和芥末等刺激性食物，避免加重心脏负担。

151. 口服卡培他滨有哪些不良反应？

答：卡培他滨是一种常用的抗癌药物，用于治疗乳腺癌、结直肠癌和胃癌等多种恶性肿瘤。然而，口服卡培他滨可能会引起一些不良反应，不同患者的不良反应表现和严重程度有所不同。因此，在接受卡培他滨治疗期间，患者应密切关注自身的身体状况，及时向医生报告不适症状，医生则要及时处理和调整治疗方案。

（1）消化系统不良反应：口服卡培他滨后，患者可能会出现恶心、呕吐、腹泻、腹痛等消化系统症状。这些不良反应通常在治疗开始后的几天内出现，并在停药后逐渐缓解。此时，应根据患者的具体情况给予相应的止呕、止泻药物来缓解症状。

（2）骨髓抑制：卡培他滨会对骨髓造血功能产生一定的抑制作用，导致白细胞、红细胞和血小板数量减少。这可能会导致患者出现贫血、易感染和出血等症状。此时，应定期监测血常规，必要时给予造血生长因子或减少药物剂量来减轻骨髓抑制的不良反应。

（3）免疫系统不良反应：口服卡培他滨会影响免疫系统功能，导致感染和免疫相关不良反应。例如，患者可能会出现发热、咳嗽、呼吸困难等症状，这可能是由于药物引起的肺部感染或炎症反应。此时，应密切监测患者的体温和相关症状，并给予适当的治疗，如抗感染药物或激素治疗。

（4）肝功能异常：口服卡培他滨会对肝脏产生一定的损害，导致肝功能异常。患者可能会出现黄疸、乏力、食欲不振等症状。此时，应定期监测患者的肝功能指标，并根据情况调整药物剂量或给予肝保护药物。

（5）其他不良反应：口服卡培他滨还可能引起其他一些不良反应，如皮肤反应（如皮疹、瘙痒）、神经系统反应（如头痛、头晕、周围神经病变）和心脏毒性等。

152. 乳腺癌患者化疗时为什么会发生恶心呕吐？

答：化疗药物通过肠道直接作用于肠黏膜，刺激小肠内的细胞释放相关递质,这种物质通过神经传递至脑干而引起呕吐。或者,通过血液循环作用于肠道中的5-羟色胺(5-HT),当5-HT与特异性受体结合后,激活化学感受器触发区,促进更多神经递质的释放,从而产生呕吐。

153. 呕吐严重时如何调理饮食?

答:乳腺癌患者在治疗期间出现严重呕吐时,需要调理饮食以获得足够的营养和水分,维持体力和健康。

(1)少食多餐:少食多餐有助于减轻胃部不适和恶心感。尽量每隔2~3小时进食少量食物。

(2)选择清淡食物:选择清淡、容易消化的食物,如米粥、鸡肉汤、面条、白面包等,避免油腻、重口味、辛辣和刺激性食物。

(3)避免强烈气味食物:一些食物的气味可能会引发呕吐,因此尽量避免食用气味浓烈的食物。

(4)保持水分摄入:确保患者摄入足够的水分,以防脱水。如果呕吐导致液体丧失,可以考虑口服补液。

(5)使用抗呕吐药物:如果呕吐严重,可使用抗呕吐药物,以减轻症状。

(6)维护营养均衡:选择富含蛋白质和维生素的食物,以确保患者获得足够的营养。

154. 中医药如何治疗呕吐?

答:中医治疗呕吐需结合个体化因素辨证施治,以补虚健脾、和胃止呕为主的,兼顾理气、化瘀、降逆、导滞等法。常用的药物有党参、姜半夏、茯苓、白术、木香、紫苏梗、砂仁、竹茹、陈皮、甘草、山楂等。部分患者因呕吐反应过重,中药难以下咽,可使用小方子少量频服。另外,还可以配合中药穴位贴敷、耳穴压豆、穴位注射、艾灸等中医外治法,具有理气补血、平衡阴阳、调理脾胃、扶正培元之功,简便有效、安全性高。

155. 化疗期间出现腹泻怎么办?

答:腹泻是化疗常见的毒副作用之一。乳腺癌患者在治疗期间如果出现腹泻症状,应采取相关措施进行管理,避免腹泻导致的脱水和营养不良。

(1)保持充足水分摄入:确保足够的水分摄入,可以小口频服饮用水,或者选择含有电解质的液体,如遵医嘱口服补液盐。

(2)避免咖啡因和酒精摄入:在化疗期间避免咖啡、茶、碳酸饮料和酒精饮品,以免刺激胃肠道,加重腹泻。

(3)避免高脂、高纤维食物:尽量避免食用油炸、辛辣刺激、富含纤维素的食物,以免加重腹泻。

(4)选择清淡易消化的食物:食用清淡易消化的食物,如米粥、面条、煮熟的蔬菜水果、白面包和鸡肉等。

(5)少食多餐:增加进食频率,减少每次进食的量,减轻胃肠道的压力。

(6)西医药物治疗:如果腹泻严重或持续时间较长,则采用西药治疗。

(7)采用中医药治疗:腹泻的核心病机是脾虚湿盛。脾虚为主,则健脾补气,辅以化湿,阳虚还需温阳,阴虚还需滋阴。湿盛为主,则除湿,辅以健脾、清热、消食、疏肝。脾虚用参苓白术颗粒;阳虚选附子理中丸;阴虚用阴虚胃痛颗粒;脾气易急躁,加逍遥丸、疏肝颗粒、痛泻宁颗粒；湿热用清热芩连丸、藿香正气水；饮食积滞用保和丸或大山楂颗粒。药食同源，可以食用薏苡仁、莲子、黑豆、芡实、扁豆、山药、葛根等，以调养脾胃。

156. 乳腺癌治疗期间出现便秘怎么办？

答：便秘是肿瘤化疗常见的并发症之一。其主要表现为排便次数减少、排便困难、排便不尽感，以粪便质地改变，每周少于3次，严重者可长达2~4周排便一次。出现便秘，不仅要治更要防。

（1）增加膳食纤维：增加芹菜、豆芽、玉米、胡萝卜及海藻类等高纤维素食物的摄入。还可适当食用产气食物，如红薯、洋葱、萝卜等刺激肠蠕动。

（2）补水：每日至少饮水2000ml以上，晨起可以快速喝杯淡盐水，有助于清洗和刺激肠道蠕动。

（3）适当运动：根据自身病情及活动耐力制订适当的运动计划。

（4）腹部按摩：每日晨起以肚脐为圆心顺时针和逆时针各按摩36圈，并点按足三里、支沟、上巨虚、下巨虚、天枢等穴位，每穴各2分钟。

（5）适当服用中药药膳：对于肠燥津枯的患者，在汤粥中可适量加入百合、桑白皮、麦冬、玄参、生地黄、莱菔子、厚朴、芝麻、决明子、肉苁蓉等滋阴润燥、行气通便的中药。

（6）中成药治疗：患者可在医生指导下服用麻子仁丸、麻仁软胶囊、复方芦荟胶囊等中成药，注意毒副作用。

（7）必要时及时就医：若病情加重，甚至出现肠梗阻，需及时去医院就诊。

157. 乳腺癌化疗期会出现月经紊乱吗？

答：化疗期会出现月经紊乱。

（1）药物影响：某些化疗药物可能会损害或抑制卵巢功能，导致月经周期的紊乱。

（2）卵巢功能抑制治疗：荷尔蒙治疗或卵巢切除等卵巢功能抑制治疗方法可减少雌激素的产生，从而降低癌细胞的生长，但是会导致月经的停止或不规律。

（3）体重变化：某些化疗药物可能导致患者体重明显增加或减少，从而影响月经周期，导致闭经、月经不规律。

（4）应激和身体负担：乳腺癌的诊断和治疗本身可能导致患者身体承受了很大的应激和负担，这种身体应激可能会干扰神经内分泌系统的正常运作，从而影响月经周期。

（5）年龄因素：年龄也可以影响月经周期的稳定性。

158. 化疗导致的月经紊乱可以恢复吗？

答：化疗导致的月经紊乱是一种常见的毒副作用，包括月经周期、月经量的变化及停经等，大多数情况下是可以恢复的。月经紊乱的恢复时间因个体差异而异。有些女性可能在化疗结束后的几个月内恢复正常的月经周期，而有些女性可能需要更长的时间。一般来说，年龄越小、化疗药物的剂量越低、化疗持续时间越短，月经恢复需要的时间越短。然而，化疗导致的月经紊乱也可能是永久的。一些女性可能永久失去月经，被称为化疗所致的绝经。因此，对于希望保留生育能力的女性来说，提前冷冻卵子或胚胎可能是一个较好的选择。

159. 哪些化疗药物容易引起骨髓抑制?

答:几乎所有的化疗药物都会引起不同程度的骨髓抑制,这与化疗药物缺乏靶向特异性有关。目前临床上针对乳腺癌的化疗药物大概分为4类。

(1)蒽环类:常见药物包含阿霉素、表柔比星等;其常见的毒副作用有损伤心脏、骨髓抑制、胃肠道反应等。

(2)烷化剂类:常见药物包含环磷酰胺、卡铂等,主要有脱发、骨髓抑制、胃肠道反应、肝功能异常等不良反应。

(3)抗代谢类药:常见药物有5-氟尿嘧啶、氨甲蝶呤、卡培他滨等,主要有皮疹、骨髓抑制、肝功能损伤等不良反应。

(4)微管抑制剂:常见药物包括紫杉醇、多西紫杉醇等,主要不良反应包括骨髓抑制、胃肠道反应、脱发等。

160. 骨髓抑制的患者会出现哪些症状?

答:骨髓抑制的患者会出现白细胞、粒细胞、血小板、红细胞的异常。

骨髓造血产生的白细胞、粒细胞可以提高身体的免疫力,预防细菌、病毒等感染,当乳腺癌患者白细胞、粒细胞减少时,免疫功能下降,可出现口腔溃疡、咽炎等症状。若血小板减少,常导致皮肤出现瘀血、瘀斑、鼻出血、牙龈出血等现象。若红细胞减少,常表现为皮肤黏膜苍白、疲倦、气短、心悸、头晕、头痛等贫血症状。

161. 如何调治骨髓抑制所致的白细胞减少?

答:对于骨髓抑制导致白细胞低的患者,饮食上可多吃些富含蛋白质、铁、维生素的食物，如鱼类、瘦肉等。很多中药或者药食两用的植物也具有提高机体免疫力的功效，如黄芪、党参、玉竹、红芸豆等。还可以食用药膳食疗方，如松茸竹荪土鸡汤：干松茸、干品竹荪、大枣、龙眼肉干、土鸡、瘦肉、生姜。将上述材料放进瓦煲中，注入纯净水，没过材料，大火煲滚后改小火再煲1.5小时，熄火后调味饮用，有助于增强免疫力。对于反应严重、长期营养摄入障碍的患者，可考虑用胃肠外营养输入法改善状况。

162. 如何调治骨髓抑制所致的血小板减少？

答：对于骨髓抑制导致血小板减少的患者，日常护理及观察非常重要，需要注意以下几方面：注意观察皮肤、口腔黏膜是否有瘀斑、出血点；减少活动，必要时绝对卧床，防止受伤；保持大便通畅，避免剧烈咳嗽；进软食，使用软毛牙刷，减少口腔牙龈、黏膜破溃出血。

该类患者还可以通过服用药膳食疗方升高血小板：

（1）鸡血藤黄芪大枣汤：鸡血藤、黄芪、大枣，煮水。

（2）大枣花生汤：大枣、花生米、玉米须、糖，煮水喝，煮好后弃掉玉米须喝汤。

（3）大枣羊胫骨糯米粥：羊胫骨，大枣，糯米。先将羊胫骨洗净敲碎，加水适量煎取汤汁，去骨后与淘洗干净的粳米和去核的大枣一同入锅，先用旺火烧开，再转用文火熬煮成稀粥，调味后即可食用。

163. 如何调治骨髓抑制所致的贫血？

答：对于骨髓抑制所致贫血的乳腺癌患者可从饮食、

中医药等方面进行调治。

（1）饮食调治：进食高蛋白、高维生素、易消化的食物。贫血患者胃肠功能低下，宜少量多餐，逐渐增加，以蒸、煮、炖为主，避免煎、炸、熏、烤，减轻胃肠道负担，避免引起消化不良。忌烟、酒、浓茶、浓咖啡、奶茶等辛辣刺激性食物。

（2）中医辨证调治：骨髓抑制所致的贫血多属气血亏虚型、脾肾阳虚型、肝肾阴虚型。气血亏虚型选用当归补血汤，多用益气补血之品，如大枣、当归、黄芪、党参等；脾肾阳虚型选用右归丸加减，多用健脾及补肾之品，如党参、白术、茯苓、黄芪、当归、生地黄、龟甲、菟丝子、阿胶、枸杞子等。肝肾阴虚型选用左归丸和当归补血汤，多用滋阴补肾、填精益髓之品，如生地黄、山药、枸杞子、山茱萸、川牛膝、菟丝、鹿胶、龟甲胶、黄芪、当归等。

（3）药膳食疗方调治：①大枣鸡蛋瘦肉羹。瘦猪肉、鸡蛋、大枣，瘦猪肉剁成丁，鸡蛋和水打匀，放入大枣，蒸成蛋羹。具有健脾开胃、补血温中的功效。②珠玉粥。生山药、生薏仁、龙眼肉、粳米，混合煮熟，熬成粥样。具有健脾益气、双补心脾的功效。③参芪乌鸡汤。乌鸡、党参、黄芪、肉豆蔻、八角茴香，乌鸡洗净，去除肠肚杂物，保留心、肝，混合炖熟，去油服用。具有温补脾胃、益气养血的功效。

（4）日常生活调护：贫血患者容易脑部供血不足，可出现一过性脑缺血，甚至晕厥，故生活中起床或者起立、坐下时应避免骤起骤坐，体位改变需缓慢，保证充足睡眠，注意休息，避免过度劳累，减少组织耗氧量。保持心情舒畅、情绪稳定，减轻精神压力。

164. 乳腺癌患者化疗期为什么会脱发？

答：脱发是乳腺癌患者化疗常见的毒副作用，其原因有以下几个方面。

（1）化疗药物的作用机制：化疗药物不仅针对癌细胞，也影响了正常的快速分裂细胞，其中就包括毛发细胞。化疗药物通过影响毛囊细胞的生长和分裂而导致毛发逐渐脱落。

（2）毛发生长周期的影响：人体的毛发生长周期分为生长期、休止期和脱发期。化疗药物的影响可能导致大量毛囊进入休止期，而不是正常的生长期。在休止期，毛发逐渐变得脆弱，容易脱落，从而导致脱发的加剧。

（3）毛发结构的变化：化疗药物可能引起毛发结构的改变，使毛发变得更加脆弱和容易断裂。这使得即使在正常条件下，头发也会因轻微的拉扯或刷梳而脱落，加速脱发的发生。

（4）毛发色素的影响：化疗药物通过影响毛囊内的色素细胞而减少头发的色素产生，这可能导致头发变得干燥、脆弱，从而更容易断裂和脱落。

（5）营养不足和免疫系统受损：化疗药物导致免疫功能下降，影响身体对营养的吸收和利用能力，毛发细胞得不到足够的营养，进而影响毛发的生长。

（6）遗传因素：个体对化疗药物的反应是不同的，部分因素是由遗传因素所决定。某些患者的遗传基因使得毛囊细胞对化疗药物的反应更为敏感，从而更容易脱发。

165. 如何调治乳腺癌围化疗期的脱发？

答：乳腺癌围化疗期的脱发可以从日常生活、饮食等方面进行调治。

（1）日常生活调护：围化疗期间选用温和的洗发水，洗头的同时揉搓头皮，以促进局部血液循环；洗头后，低温吹干头发，用较软的梳子梳头；避免烫发、染发；剪短头发更有助于打理；脱发后，使用遮阳帽或假发套避免阳光照射。

（2）饮食调治：适当进食富含蛋白质、维生素的食物，如牛奶、鸡蛋、西红柿、胡萝卜等，补充身体所需要的营养物质，促进新陈代谢，有助于缓解脱发。

（3）中药调治：使用具有乌发、滋补肝肾、凉血补血功效的中药外洗、涂搽或食疗，常见的中药有何首乌、侧柏叶、女贞子、黑芝麻、墨旱莲、桑椹等。食疗方有核桃芝麻粥、枸杞子黑豆炖羊肉、七宝美髯蛋、花生大枣炖猪蹄、蟠桃果（《景岳全书》）、玉柱杖粥（《医便》）等，有利于头发的再生。

（4）针灸：通过针灸风池、百会、神阙等穴位，可以改善脱发。

（5）其他：注意作息规律，保证充足的睡眠时间，避免长时间熬夜。还要调养心神，及时调节焦虑、抑郁等不良情绪。

166. 乳腺癌患者化疗期是否需要避孕？

答：乳腺癌患者化疗期需要避孕。

由于化疗药物尤其是烷化剂，会对卵巢功能造成较大的损伤，卵巢需要较长的时间来恢复，同时残余化疗药物对胚胎有一定的毒性作用。因此，在化疗期间应避孕。避孕方法推荐物理屏障避孕法，避免使用激素类药物避孕法。

一旦发生妊娠，尤其处于晚期疾病阶段（Ⅲ或Ⅳ期）或在妊娠早期诊断出高级别或侵袭性原发性肿瘤的患者，可以考虑终止妊娠，因为妊娠早期进行化疗有致畸风险。

167. 乳腺癌患者化疗期为什么会出现周围神经病变？

答：周围神经病变是乳腺癌化疗期的常见不良反应，其原因包括以下几方面。

（1）化疗药物对神经细胞的直接损害：神经细胞是一类分裂缓慢的细胞，容易受到化疗药物的损害。这种损害可能导致神经细胞的结构和功能受损，从而引发周围神经病变。

（2）神经毒性药物的影响：化疗药物具有神经毒性，通过干扰神经传导、损伤神经髓鞘、导致神经细胞的死亡而引发周围神经病变。

（3）血液供应不足：部分化疗药物影响血管系统，致使神经组织供血不足，导致神经组织受损，从而引发神经病变。

（4）炎症和免疫反应：化疗药物引发炎症和免疫反应，这些反应导致神经细胞损伤和炎症反应，从而引发神经病变。

168. 乳腺癌化疗期出现的周围神经病变有哪些症状？

答：周围神经病变的类型多种多样，包括轴索损伤、神经髓鞘损害、神经节损伤等，具体症状和严重程度可能因病变类型而异。

（1）感觉异常：患者出现刺痛、刺激、麻木、针刺感或电击感等异常感觉。

（2）运动障碍：神经病变导致肌肉无力、肌肉萎缩和运动障碍。

（3）感觉丧失：某些患者出现感觉丧失，如触觉减退或完全丧失。

（4）疼痛：神经病变导致疼痛，可表现为剧烈的烧灼感或刺痛，或是隐匿的持续性疼痛。

169. 乳腺癌内分泌治疗会出现骨质疏松吗？

答：乳腺癌内分泌治疗会引发骨质疏松，其原因是多方面的。

（1）雌激素缺乏：内分泌治疗通过抑制雌激素来抑制癌细胞生长。而抑制雌激素会导致雌激素缺乏，进而影响骨代谢，增加骨质疏松的风险。

（2）骨重建失衡：内分泌治疗会导致骨吸收增加，骨形成减少，进而导致骨质疏松。

（3）生长因子变化：内分泌治疗会干扰骨细胞生长因子的产生和调节，进而影响骨细胞的正常功能，导致骨质疏松。

（4）维生素 D 和钙代谢异常：内分泌治疗会影响维生素 D 和钙的代谢，从而影响骨密度的调节，增加骨质疏松的风险。

（5）长期用药：乳腺癌患者的内分泌治疗需要长期用药，而长期的用药会导致雌激素缺乏，从而导致骨质疏松。

（6）骨密度监测和管理不足：一些患者在接受内分泌治疗时未能得到足够的骨密度监测和管理，以致骨质疏松问题未被及时察觉和干预，导致骨质疏松的风险增加。

170. 乳腺癌内分泌治疗后的骨质疏松有哪些症状？

答：乳腺癌内分泌治疗后的骨质疏松会表现出一系列

症状和体征,这些症状与体征因个体差异而异。

(1) 骨疼痛:骨骼区域疼痛,包括背部、臀部、骨盆等部位,骨骼容易受到压力和损伤。

(2) 骨折风险增加:骨骼变得脆弱,容易骨折,尤其是在脊椎、髋部和手腕等部位,导致活动受限,甚至使脏器受损。

(3) 身体姿势改变:脊椎骨体变形,背部逐渐弯曲,形成"驼背"(骨折性脊柱塌陷),影响患者的身体姿势和外观。

(4) 身高减少:骨折性脊椎塌陷、脊椎骨体变形,脊椎骨体的压缩会导致患者的身高缩短,影响患者的外观。

(5) 骨骼肌肉疲劳:肌肉疲劳和不适,在支撑体重的活动中尤为明显。

(6) 体力下降:运动能力和体力下降,容易倦怠疲乏,日常活动变得更加困难,影响患者的生活质量。

(7) 骨骼可见性改变:骨质疏松的影响可能会在X光、骨密度扫描等图像中显示出来,如脊椎骨体变形、骨折等。

(8) 其他症状:胸痛、呼吸困难、消化不良等。

如果接受乳腺癌内分泌治疗的患者出现以上症状,特别是骨疼痛、骨折、姿势改变等,应及时就医,进行相关的医学检查和骨密度评估,以便采取适当的治疗和管理措施。同时,在接受内分泌治疗过程中,不管有无上述症状,患者都应定期进行随访和健康监测,以便早期发现和处理潜在的问题。

171. 如何防治乳腺癌内分泌治疗时的骨质疏松?

答:乳腺癌内分泌治疗时的骨质疏松可采用中药等方

式进行干预。

（1）采用中药干预：熟地黄、当归、龟甲胶、蛇床子、黄芪、杜仲、骨碎补、葛根、牛膝、巴戟天等中药，六味地黄丸、金匮肾气丸、补肾健骨胶囊、骨松宝胶囊等中成药，能补益肝肾、壮骨治本，改善骨密度，防治骨质疏松症。除此之外，应用艾灸、叩齿、叩腰等疗法也可预防骨质疏松症。

（2）合理搭配膳食：保证摄入足量的钙与维生素 D，这是防治骨质疏松的基础。并摄入富含维生素 B 的食物，限制高咖啡含量的饮品。

（3）定期检查：鼓励有条件的乳腺癌患者定期进行骨质疏松筛查，及时做出相应的评估。

（4）适当的运动锻炼：进行慢跑、五禽戏、太极拳等运动，建议每周不少于 3 次，且每次不少于 30 分钟。

（5）养成良好的生活习惯：特别是戒烟，并控制酒精的摄入。

172. 使用他莫昔芬进行内分泌治疗时需要注意什么？

答：使用他莫昔芬进行内分泌治疗时，需要注意所产生的不良反应。

（1）长期服用他莫昔芬会刺激子宫内膜，可能导致子宫内膜增生或增厚，甚至发生子宫内膜癌。因此，在服用他莫昔芬期间，每 6~12 个月进行 1 次妇科检查及子宫超声，以了解子宫内膜厚度。如出现异常阴道出血、阴道分泌物增多和盆腔疼痛和压痛等症状，应立即就医。

（2）多数患者在应用他莫昔芬治疗时会出现面部潮红、背部潮热等现象。首先，患者应当调整好心态，不要过分紧张、恐惧；其次，通过非药物方式来缓解，比如放松身体、瑜伽、控制体重等；最后，日常饮食上应避免辛辣刺激食物，减少酒精、浓茶等的摄入。对于反应严重者，需在医生的指导下进行药物治疗。除此之外，还可以采用针灸、中药汤剂、穴位贴敷、耳穴压豆等进行综合治疗。

（3）他莫昔芬可能存在致畸作用，因此在服用他莫昔芬期间及最后一次服用后的2个月内，应采取除避孕药以外的有效避孕措施。另外，妊娠期间的女性，不建议服用他莫昔芬。哺乳期的女性应在他莫昔芬停药3个月后再开始母乳喂养。

（4）他莫昔芬会增加白内障的发病风险，包括黄斑水肿、角膜改变等。尽管并不常见，但是建议每年进行眼科检查，一旦出现视力减退、视物模糊、视物变形等视觉症状，应及时前往眼科就诊。

（5）他莫昔芬会增加血栓栓塞风险，因此，应定期复查凝血功能。如果出现肢体压痛、肢体水肿、呼吸困难、严重头痛、一侧肢体麻木等症状时，应立即前往医院就诊。

（6）使用他莫昔芬治疗后，可能会出现阴道干燥、尿痛、尿急等泌尿生殖系统的问题，可在医师指导下使用利多卡因凝胶外敷、阴道润滑液等，必要时局部使用低剂量雌激素。

（7）部分绝经前患者服用他莫昔芬后会出现月经不调，如月经周期改变、经期提前或延后、月经量改变等。患者应记录好自己的月经情况与异常阴道症状，及时向医生汇报。

（8）坚持按时服药，不能自行停药和减量。如果当日忘记服用他莫昔芬，但漏服时间尚短，立即补服当日的剂量即可。如果漏服时间超过了12小时，则继续正常服药，无须补服。

（9）他莫昔芬还可引起骨质疏松、肝功能异常、高钙血症等，患者应定期检查肝功能、血钙浓度、骨密度等指标。

173. 靶向药物治疗期需要注意什么？

答：靶向药物治疗期需要注意所产生的不良反应。

（1）曲妥珠单抗、帕妥珠单抗等靶向药物存在心脏毒性，严重时可引起心悸、气短、呼吸困难、浮肿等心功能不全的表现。因此，在治疗期间应定期监测心脏功能，包括心电图及心脏彩超。治疗期间避免过度剧烈运动，不要过度增加心脏负担。

（2）靶向药物会引起口腔黏膜炎症或口干症状。患者平时应养成良好的口腔卫生习惯，保持口腔湿润和清洁，饭后睡前使用温和的牙膏和软毛牙刷，平时避免食用辛辣、生冷等刺激性较大的食物。

（3）靶向药物会导致皮肤反应，如皮疹、干燥、瘙痒等。患者应保持皮肤清洁和湿润，避免使用刺激性的产品，避免搔抓及阳光曝晒。

（4）清淡营养饮食，多吃新鲜的蔬菜水果、高蛋白的食品，少吃辛辣刺激及腌制的食物，可少量多餐进食。

（5）部分靶向药物会伤害胎儿，因此在治疗期间应采取有效的避孕措施，尽量避免妊娠。

174. 使用靶向药为什么会出现皮疹？

答：使用靶向药物后出现皮疹是一种常见的不良反应。

这种皮疹通常表现为红斑、瘙痒、干燥、脱屑、疼痛等症状，严重时可能出现水疱、溃疡和瘢痕等。皮疹的发生机制尚不完全清楚，但主要与靶向药物对表皮细胞的影响有关。靶向药物通过抑制癌细胞上的特定信号通路或靶点来发挥抗肿瘤作用，但同时也会影响正常细胞。例如，EGFR抑制剂抑制了表皮生长因子受体（EGFR）的活性，而EGFR在正常细胞中起到了细胞生长和分化的重要作用。这种抑制作用可能导致皮肤细胞的异常增殖、角化和炎症反应，最终导致皮疹的发生。

175. 靶向药引起的皮疹如何分级？

答：靶向药引起的皮疹可以根据其严重程度进行分级，常用的分级系统包括 CTCAE 和 RAS。

（1）CTCAE 分级系统：CTCAE 是一种广泛使用的不良事件分级系统，用于评估和报告药物相关的毒副作用。在 CTCAE 中，靶向药引起的皮疹分为以下几个等级。①Grade 1：轻度皮疹，表现为红斑、瘙痒，无须治疗干预。②Grade 2：中度皮疹，表现为红斑、瘙痒、轻度脱屑，可能需要局部治疗或口服抗组胺药物。③Grade 3：重度皮疹，表现为红斑、瘙痒、明显脱屑、水疱、疼痛，可能需要口服或局部激素类药物治疗。④Grade 4：严重皮疹，表现为广泛水疱、溃疡、出血、疼痛，可能需要住院治疗和全身激素治疗。

（2）RAS 分级系统：RAS 是一种专门用于评估靶向药引起的皮疹严重程度的分级系统，主要用于 EGFR 抑制剂相关的皮疹。RAS 分为以下几个等级。①Grade 0：无皮疹。②Grade 1：轻度皮疹，表现为红斑、瘙痒，无须治疗干预。

③Grade 2：中度皮疹，表现为红斑、瘙痒、轻度脱屑，可能需要局部治疗或口服抗组胺药物。④Grade 3：重度皮疹，表现为红斑、瘙痒、明显脱屑、水疱、疼痛，可能需要口服或局部激素类药物治疗。⑤Grade 4：严重皮疹，表现为广泛水疱、溃疡、出血、疼痛，可能需要住院治疗和全身激素治疗。

176. 使用靶向药后出现皮疹怎么办？

答：如果在使用靶向药物后出现皮疹，应根据医生的指导和个体情况来处理。

（1）保持皮肤清洁和湿润：使用温和的清洁剂清洁皮肤，避免使用刺激性的化妆品或洗涤剂。使用温和的保湿剂保持皮肤湿润，以减轻瘙痒和干燥感。

（2）避免刺激：避免使用含酒精或刺激性成分的化妆品、香水或肥皂等。避免暴露在阳光下，尤其是在药物可能增加对阳光敏感性的情况下。

（3）避免摩擦：避免穿着粗糙的衣物或使用粗糙的毛巾擦拭皮肤，以减少对皮疹的刺激。

（4）使用药物治疗：对于轻度的皮疹，可以使用非处方的抗组胺药物或局部激素类药物外涂以缓解症状，但使用前最好咨询医生或药剂师的建议。亦可通过中医辨证后根据证型选择中药进行内服、外涂或中药药浴治疗。

（5）与医生沟通：如果皮疹症状严重、持续时间较长且影响生活质量，应及时向医生报告。

177. 乳腺癌患者什么时候可以生育？

答：正常的性生活对康复的乳腺癌患者是有益的，但是生育问题需要慎重。

根据2021年中国抗癌协会乳腺癌诊治指南，综合考虑患者的病情及治疗的不良反应后，以下情况可考虑生育：（1）原位癌手术和放疗结束后；（2）淋巴结阴性的浸润癌患者术后2年；（3）淋巴结阳性的浸润癌患者术后5年；（4）需要辅助内分泌治疗的患者，在受孕前3个月停止内分泌治疗（如戈舍瑞林、亮丙瑞林、他莫昔芬等），直至生育后哺乳结束，再继续内分泌治疗。在全身治疗前应当考虑生育功能保留的手段实施，目前使用较为广泛的手段包括：胚胎冻存、冻卵、低温保存卵巢组织。

178. 乳腺癌保乳术后的患侧乳房是否可以哺乳？

答：乳腺癌保乳术后的患侧乳房是否可以哺乳，取决于多个因素。

（1）手术方法：保乳术的具体方法会影响哺乳功能。如果保乳术过程中保留了乳头和乳晕，并且没有破坏乳腺组织和乳腺导管，则患者的哺乳能力会得到保留。

（2）肿瘤位置和大小：如果乳腺癌位于乳头或乳晕区域，或者肿瘤较大，需要在保乳术中切除一部分乳头和乳晕组织，这将会影响哺乳功能。

（3）辅助治疗：乳腺癌患者通常会接受辅助治疗，如放疗、化疗或内分泌治疗。这些治疗可能会对乳腺组织产生影响，从而影响哺乳功能。

（4）患者生理状况：每个患者的生理状况和身体恢复能力不同，这也会影响哺乳功能。

总而言之，乳腺癌保乳术后是否可以哺乳是一个个体化的问题。如果患者希望哺乳，就应了解手术方法、肿瘤位置、辅助治疗计划及自身的生理状况等情况,并在手术前与医生进行沟通。

179. 什么是乳房重建术?

答:乳房重建术是一种外科手术,旨在帮助乳腺癌女性患者重建乳房的外观和形状,从而改善身体形象和自信心。

(1)植入物重建术:使用植入物(如硅胶或盐水假体)来重建乳房的形状。植入物可以放在胸肌下方或皮下,以模拟自然的乳房外观。

(2)自体组织重建术:使用来自患者自身身体其他部位的组织来构建新的乳房,如腹部、臀部或背部的皮肤和脂肪。这种方法可产生更自然的外观,但手术复杂度较高。

(3)乳头和乳晕重建:医生通过重新构建乳头和乳晕,以增强整体外观的真实感。

180. 乳房重建术对乳腺癌复发有影响吗?

答:乳腺癌的复发风险受多种因素影响,包括原发肿瘤的特征、治疗方式、肿瘤的分期和患者的个体因素等。乳房重建术不会影响这些因素,因此不会在本质上增加复发的风险。然而,乳腺癌患者通常需要接受一系列治疗,如手术、放疗、化疗、内分泌治疗或靶向治疗,以减少复发风险。这些治疗可能会对乳房重建术的时间和方法产生影响,因此在进行乳房重建之前,患者应与医生充分沟通,确保在治疗和恢复过程中得到适当的支持和监测。

181. 什么是术后进行乳房重建术的最佳时机?

答:乳房重建术的最佳时机因患者的个体情况和治疗

计划而异。

有些患者在乳腺癌切除手术（乳腺切除术或部分切除术）之后立即进行乳房重建。这种同期重建可以减少手术次数，或者外科切除术后不久完成乳房的外观重建，帮助患者更早地恢复自信。另一种常见的选择是延迟乳房重建，即在乳腺癌治疗（如放疗、化疗或内分泌治疗）之后进行重建。这种方法可以确保患者的身体充分恢复并减少与治疗冲突的风险。有些患者可能首选在原发手术后一段时间后进行乳房重建，这种情况通常称为二次重建，这可以为患者提供更多的时间来考虑不同的重建选项，并选择最适合她们的方式。对于接受化疗的患者，通常需要等待化疗结束并确保身体充分恢复后才能进行乳房重建。

182. 放疗对乳房重建有影响吗？

答：放疗对乳房重建有影响。

（1）放疗通常在手术后进行，如想在乳腺切除术后进行乳房重建，放疗会影响手术计划。因此，对于术后有辅助放疗指征的患者，建议延迟乳房重建，以确保皮肤和组织有足够的康复时间。

（2）放疗会影响乳房重建手术方式的选择。某些类型的重建手术对辐射治疗更为敏感，因此医生可能会建议患者选择适合放疗的重建方法。

（3）放疗会影响乳房的皮肤和组织，这可能会对乳房重建的外观和愈合产生影响。

（4）放疗本身会对乳房重建区域的组织造成一定的损伤，这会增加手术并发症的风险。

183. 乳腺癌患者乳房再造后需要注意什么？

答：乳腺癌患者乳房再造后需要注意以下几方面。

（1）密切观察皮瓣及乳头、乳晕的血运供应情况。如为自体皮瓣移植，还应注意观察供区皮瓣的血运情况，避免其受到较强的拉力。

（2）术后1周内或腋窝引流管未拔除的患者，尽量避免肩部的主动活动，但可进行伸指、握拳、屈伸和旋转腕关节、屈伸肘关节等动作，应限制患肢外展和外旋，以避免皮瓣与深部组织黏附不良导致皮下积液。

（3）术后1周以上并已拔除腋窝引流管的患者，如无皮下积液，可开始肩关节正常功能锻炼，加做上臂的前伸、外展及肩关节的旋转活动，应逐日加大活动幅度。

（4）术后2周对于无乳头坏死的患者可开始进行乳房按摩，以防止乳房瘢痕挛缩。

（5）术后3个月内避免提重物和进行剧烈运动，避免在患侧上肢输液、测血压，防止静脉炎或静脉回流受阻而诱发或造成淋巴水肿，可由远端向近端按摩患侧上肢以帮助淋巴回流。

（6）术后早期再造乳房有一定程度水肿，较健侧乳房大而丰满，手感较硬，一般3个月后水肿逐渐消失，大小和弹性逐渐与健侧乳房一致。

（7）术后康复早期尽量不戴胸罩，必要时选择罩杯较大的胸罩。患侧胸罩杯内可放置中央剪孔的软垫，使乳头悬空，避免受压。手术切口拆线后可应用压力塑身衣固定再造乳房1~3个月，防止移位并起到塑形作用。之后，再根据自己乳房的情况佩戴质地柔软、大小合体的胸罩，有效缓冲外力的冲击，减少乳房本身震颤，避免再造乳房受到重力挤压和撞击而造成植入假体的破裂。

184. 乳腺癌患者会出现性功能障碍吗？

答：部分乳腺癌患者会出现性功能障碍，具体原因有以下几点。

（1）手术影响：乳腺癌切除术后可能会对患者的自我形象和自信心产生负面影响，进而影响性功能。乳房重建术在不影响肿瘤安全性的前提下，可帮助患者获得满意的乳房外观，进而改善两性关系。

（2）治疗所致的不良反应：化疗、激素治疗、靶向治疗和放疗等方法会对性激素水平和神经功能产生影响，从而引起性功能障碍。

（3）身体意象：乳腺癌疾病本身及其治疗方法会对患者的躯体形象造成不同程度的破坏，从而降低夫妻双方的性反应，而低质量的性生活又会对患者的身体意象造成负面影响。

（4）心理因素：乳腺癌作为重大的应激事件，往往会给患者带来严重的身心创伤，因而出现焦虑、抑郁、创伤后应激障碍等心理问题，尤其是年轻乳腺癌患者，普遍存在病耻感，这些负性心理会对患者的性唤起、性高潮、阴道润滑、满意度和性疼痛等产生影响。

185. 乳腺癌患者可以进行性生活吗？

答：乳腺癌患者进行健康及适度的性生活有利于身心康复。

（1）要严格进行避孕，避孕方法推荐物理屏障避孕法，避免使用激素类药物避孕法。

(2) 可试着享受其他感觉性愉悦的方式,伴侣间应该互相帮助,通过触摸和爱抚来达到性高潮。

(3) 与伴侣进行关于性问题的交流。

(4) 向专业人员咨询。

186. 综合治疗后的乳腺癌患者如何进行复查?

答:综合治疗后的乳腺癌患者应进行定期复查。

(1) 复查频率:①术后 2 年内,每 3 个月复查 1 次。②术后 3~5 年,每 6 个月复查 1 次。③术后 5 年以上,每年复查 1 次,直至终身。

(2) 复查项目:包括常规检查与特殊检查。

表 6-2　复查项目

复查内容	检查项目	适用人群	检查频率
常规检查	病史采集+体格检查	所有人群	根据术后复查频率
	B 超	所有人群	根据术后复查频率;主要部位:肝脏、乳腺区域及淋巴引流区
	实验室检查	所有人群	根据术后复查频率;主要检查:血常规、肝肾功能、血脂、血糖、肿瘤标志物(如 CA153、CEA 等)
	乳腺 X 线摄片	所有人群(除双乳切除患者外)	每 12 个月检查 1 次或必要时
	胸部 CT	所有人群	每 12 个月检查 1 次或必要时

续表

复查内容	检查项目	适用人群	检查频率
特殊检查	妇科超声或妇科检查	服用 SERM 类药物（如他莫昔芬、托瑞米芬、雷诺昔芬等）且子宫/卵巢完整	根据术后复查频率
	骨密度检测	绝经前使用 GnRHa（如戈舍瑞林、曲普瑞林、亮丙瑞林等）；绝经后使用 AI（如阿那曲唑、来曲唑、依西美坦等）	每 6~12 个月检查 1 次
	骨扫描	淋巴结转移>4 枚或怀疑骨转移	每 12 个月检查 1 次或必要时
	脑部 CT 或 MRI	淋巴结转移>4 枚或怀疑脑转移	每 12 个月检查 1 次或必要时
	心电图、心超、心肌酶谱	使用蒽环类药物或曲妥珠单抗等药物	使用期间每 3 个月检查 1 次或必要时
	乳腺 MRI	接受保乳手术患者，或其他影像学不能明确乳腺部位病灶时	每 12 个月检查 1 次或必要时
	腹部或盆腔 MRI	需要对特定器官进行检测或明确（如明确肝转移、BRCA 突变患者检测卵巢）	认为必要时
	PET–CT	需要排查全身转移病灶或明确转移范围时	认为必要时

187. 如何判断乳腺癌的复发转移？

答：乳腺癌的复发或转移主要为 2 种情况，即局部复发与远处转移。

（1）局部复发：局部复发是指保乳术后同侧乳腺内，或乳腺癌根治术后同侧胸壁再次出现肿瘤，或同侧腋窝区域淋巴结有新的增大，主要症状为患处乳房结节、皮肤发红溃烂、淋巴结肿大等。

（2）远处转移：远处转移是与局部不相干的其他部位，包括对侧的乳腺、对侧的淋巴结、对侧的腋窝、对侧锁骨上这些位置，甚至更远的肺、肝、骨、脑等。症状因转移部位不同而不同。比如，骨转移表现出逐渐加重的局限性疼痛，神经压迫可致肢体活动受限，肺转移出现咳嗽、胸痛、咯血等，肝转移出现消瘦、厌食、肝区胀痛、乏力、低热、黄疸等，脑转移则出现恶心、呕吐、头晕等症状。

188. 乳腺癌复发转移了怎么办？

答：乳腺癌出现复发或转移，即为晚期（Ⅳ期）乳腺癌。因此，患者应尽可能在治疗前对复发或转移灶进行活检，尤其是孤立性病灶，以明确诊断和重新评估肿瘤的ER、PR和HER-2状态。乳腺癌复发或转移后，以全身系统治疗为主，在此基础上再考虑局部治疗。其主要目的是缓解症状、提高生活质量和延长患者生存期。

（1）全身治疗：全身治疗是重点，治疗手段包括化疗、内分泌治疗、靶向治疗、免疫治疗等。具体方案的选择要考虑激素受体HR和HER-2的表达状态，既往治疗情况（疗效、不良反应、耐受性等），无病间期，肿瘤负荷，年龄，一般状态，月经状况，合并症等因素。在相关靶向药物临床可及的情况下，明确PD-L1、BRCA状态以指导治疗。

（2）局部治疗：只有当全身药物治疗取得较好的疗效时，才考虑姑息性局部治疗，以巩固全身治疗的效果。①局部及区域复发而无远处转移的患者，如全面评估后认为适合根治性局部治疗,应当给予根治性治疗。例如,保乳后复发患者可行全乳切除,胸壁或区域淋巴结复发者可行受累部位及淋巴结切除,之前未行放疗者可加用局部放疗,再次辅助化疗(主要为激素受体阴性患者)、靶向治疗和内分泌治疗具有一定的价值。②对于孤立性的肝、肺转移病灶,同样可以采用局部治疗,如手术切除、局部放疗、射频消融治疗等,把局部的小病灶、孤立病灶去除,从而获得长期无瘤生存的机会。

189. 如何对乳腺癌患者进行随访?

答:乳腺癌患者应根据治疗时间、检查内容等进行随访。

(1)随访时间:治疗结束后最初2~3年随访的频率较高,其后的频率可适当降低。①术后(或结束辅助化疗后)第1~2年内每3个月随访1次;第3~4年内每4~6个月随访1次;第5年开始每年随访1~2次。②姑息治疗的患者,复查频率稍高一些,治疗后第1年,每3个月复查1次;1年以上,每6个月复查1次。

(2)随访检查内容:①乳房触诊。②乳腺超声:每6个月1次。③乳腺X线摄影:每年1次。④X线胸片或胸部CT:每年1次。⑤腹部超声:每6个月1次,3年后改为每年1次。⑥血常规、血液生化、乳腺癌标志物的检测:每6个月1次,3年后每年1次。

(3)其他特殊检查:①妇科检查(三苯氧胺治疗中)每年1~2次。②骨密度(芳香化酶抑制剂治疗中)每年1~2次等。③存在腋窝淋巴结转移4枚以上等高危因素的患者,行基线骨显像检查,全身骨显像每年1次,5年后可改为每 2 年 1 次。④应用他莫昔芬的患者每年进行 1 次盆腔检查。

190. 乳腺癌患者可以吃豆制品吗？

答：乳腺癌患者可以吃豆制品。

大豆类食品所含的主要成分为大豆异黄酮，属于植物雌激素。研究表明，大豆异黄酮与体内雌激素有类似结构，可与雌激素受体结合。但与合成激素是完全不同的物质，并无合成激素的毒副作用。除此之外，大豆异黄酮作为一种天然抗氧化剂，具有一定的抗肿瘤功效，可缓解更年期因雌激素分泌减少而引起的更年期综合征和骨质疏松症等。但由于大豆含嘌呤较多，若过多食用，会加重肾脏的负担。因此，肾脏功能差或尿酸偏高的患者，不宜过多食用。

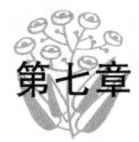

第七章

中药篇

191. 乳腺癌常用的补虚扶正类中药有哪些?

答:乳腺癌常用的补虚扶正类中药有人参、党参、黄芪、女贞子等。

(1) 人参

别名:神草、吉林参、棒槌、土精、黄参、血参、地精、金井玉阑、孩儿参等。

性味归经:味甘,微苦,性平。归脾、肺、心经。

功效:大补元气,复脉固脱,补脾益肺,生津,安神。

主治:乳腺癌患者伴有疲劳乏力、心慌失眠、胸闷气短、健忘等症状。

用法用量:3～9g,另煎兑入汤剂服;野山参研粉吞服,每次2g,每日2次。

使用注意:不宜与藜芦、五灵脂、莱菔子、皂荚同用。

药理作用:①对免疫系统的影响:有利于加强乳腺癌患者机体对有害因素的抵抗力、减轻炎症反应等;②对心血管系统的影响:有改善心肌无力、强心的作用;③对中枢神经系统的影响:能增强机体对非特异性刺激的适应能力,能减少疲劳感。

（2）党参

别名：上党人参、防风党参、黄参、防党参、上党参、东党、台党、潞党参、汶党参、口党、狮头参、中灵草、仙草根、叶子菜。

性味归经：味甘，性平。归脾、肺经。

功效：补脾益肺，益气养血生津。

主治：乳腺癌患者伴有疲劳乏力、食少便稀、面色萎黄、咳嗽、心慌、头晕等症状。

用法用量：煎服，9～30g。

使用注意：不宜与藜芦同用。

药理作用：①对消化系统的影响：调节患者的胃肠运动功能、增强免疫功能；②对血液系统的影响：增强造血功能；③对心血管系统的影响：抗心肌缺血、强心、抗休克；④对中枢神经系统的影响：镇静、催眠；⑤其他：抗缺氧、延缓衰老、降低血糖、调节血脂等。

（3）黄芪

别名：北芪、绵芪、黄蓍、独椹、绵黄芪、蜀脂、百本、百药棉、戴糁、支草、戴椹等。

性味归经：味甘，性温。归肺、脾经。

功效：补气固表，利尿排毒，排脓，敛疮生肌。

主治：乳腺癌患者伴有咳嗽无力、声低懒言、面色萎黄、身体一侧肢体瘫痪、肌肤麻木、疮疡疮口难收等症状。

用法用量：煎服，9～30g。

药理作用：①对免疫系统影响：增强人体免疫系统功能；②对心血管系统的影响：强心、保护心肌、双向调节血压等作用。③对血液系统的影响：促进人骨髓细胞中红细胞系和粒细胞系祖细胞的生成、抑制血小板聚集等。

(4) 女贞子

别名：冬青子、蜡树、鼠梓子等。

性味归经：味甘、苦，性凉。归肝、肾经。

功效：滋补肝肾，明目乌发。

主治：乳腺癌患者伴有眩晕耳鸣、腰膝酸软、毛发早白、视物不清等症状。

用法用量：煎服，6~12g。

药理作用：①对免疫系统的影响：提高T淋巴细胞功能、增强体液免疫、抑制变态免疫反应、抗炎等。②其他：降血脂、降糖、护肝、调节内分泌等。

(5) 枸杞子

别名：苟起子、枸杞红实、甜菜子、西枸杞、狗奶子、红青椒、枸蹄子、枸杞果、地骨子、枸茄茄、红耳坠、血枸子、枸地芽子、枸杞豆、血杞子、津枸杞等。

性味归经：味甘，性平。入肝、肾经。

功效：滋补肝肾，益精明目。

主治：乳腺癌患者伴有腰膝酸痛、眼花、头晕、耳鸣、面色萎黄、视物不清等症状。

用法用量：煎服，6~12g。

药理作用：调节免疫、降糖、护肝护肾、调节血压、抗衰老、抗疲劳等作用。

(6) 淫羊藿

别名：仙灵脾、刚前、三枝九叶草、乏力草、铁打杵、三叉骨、九叶草、三角莲等。

性味归经：味辛、甘，性温。归肝、肾经。

功效：补肾阳，强筋骨，祛风湿。

主治：乳腺癌患者伴有筋骨痿软、筋骨不健等症状。

用法用量：煎服，3~9g。

使用注意：阴虚火旺者忌服。

药理作用：①对生殖系统的影响：保护生殖系统的损伤、延缓性腺衰竭、提高性激素水平等。②其他：抗心律失常、抗心力衰竭及降血压、改善骨代谢、增强免疫等。

（7）白术

别名：山蓟、杨枹蓟、山芥、天蓟、山姜、山连、山精、乞力伽、冬白术、于术、冬术、浙术、种术等。

性味归经：味甘、苦，性温。归脾、胃经。

功效：健脾益气，燥湿利水，止汗，安胎。

主治：乳腺癌患者伴有腹胀腹泻、食少疲倦、水肿、白带多、胎动不安等症状。

用法用量：煎服，3~15g。

药理作用：利尿、降糖、调节免疫、抗凝、扩血管、抗菌、促进造血与蛋白质合成等。

（8）茯苓

别名：茯菟、茯灵、茯蕶、伏菟、松腴、绛晨伏胎、云苓、茯兔等。

性味归经：味甘、淡，性平。归心、肺、脾、肾经。

功效：利水渗湿，健脾宁心。

主治：乳腺癌患者伴有水肿尿少、目眩心悸、食少便稀、腹泻、心神不安等症状。

用法用量：煎服，9~15g。

药理作用：抑制胃酸分泌、预防胃溃疡、护肝、利尿、强心、抗菌、抗癌、提高机体免疫力等。

（9）白芍

别名：白芍药、芍药、金芍药、离草根、可离根、将离根、余容根、其积根、解仓根、犁食根、蜒根、没骨花根、萎尾春根、天斗、玉斗、天魁、玉魁、伏丁、伏贡、伏王、艳友、冠芳、殿春客等。

性味归经：味苦、酸，性微寒。归肝、脾经。

功效：柔肝止痛，养血调经，敛阴止汗。

主治：乳腺癌患者伴有血虚萎黄、月经不调、崩漏、胸胁腹部疼痛、四肢挛急疼痛、头痛眩晕等症状。

用法用量：煎服，4.5~9g。

药理作用：①抗肿瘤作用：抑制肿瘤细胞生长增殖迁移、阻滞肿瘤细胞周期、促进肿瘤细胞凋亡等；②对中枢神经系统影响：解痉、镇痛、镇静催眠等。③对免疫系统影响：抑制肥大细胞组织胺释放、抗炎、增强体液免疫与细胞免疫等。

(10) 大枣

别名：红枣、干枣、枣子等。

性味归经：味甘，性温。归脾、胃、心经。

功效：补中益气，养血安神。

主治：乳腺癌患者伴有脾虚食少、形体消瘦、疲倦乏力、精神不振、睡眠不安等症状。

用法用量：煎服，6~15g。

药理作用：①抗肿瘤作用：抑制肿瘤细胞生长增殖迁移、阻滞肿瘤细胞周期、促进肿瘤细胞凋亡等；②其他：抑制中枢、镇静、抗变态反应、增强免疫、抗疲劳等。

(11) 当归

别名：干归、马尾当归、马尾归、云归、西当归、岷当归等。

性味归经：味甘、辛，性温。归肝、心、脾经。

功效：补血活血，调经止痛，润肠通便。

主治：乳腺癌患者伴有面色萎黄、心慌失眠、月经不调、闭经痛经、肠燥便秘等症状。

用法用量：煎服，6~12g。

药理作用：①抗肿瘤作用：与抑制肿瘤细胞增殖分化、诱导肿瘤细胞凋亡、抑制肿瘤部位血管新生、调节肿瘤微环境及免疫调节作用等；②对血液系统的影响：降低血小板积聚与抗血栓、增强造血等。③对生殖系统的影响：对子宫具有兴奋及抑制的双向性作用、抗促性腺激素等。

（12）墨旱莲

别名：鳢肠、旱莲草、墨莱等。

性味归经：味甘、酸，性寒。归肾、肝经。

功效：滋阴益肾，凉血止血。

主治：乳腺癌患者伴有牙齿松动、毛发早白、眩晕耳鸣、腰膝酸软、吐血、衄血、尿血、崩漏下血等症状。

用法用量：煎服，6~12g。

药理作用：抑菌、增强免疫、抗突变、护肝、止血、镇痛催眠等。

（13）骨碎补

别名：崖姜、岩连姜、爬岩姜、肉碎补、石碎补、飞天鼠、牛飞龙、飞来风、飞蛾草等。

性味归经：味苦，性温。归肝、肾经。

功效：补肾强骨，续伤止痛。

主治：乳腺癌患者伴有腰痛、筋骨痿软、耳鸣耳聋、牙齿松动、久泻、跌倒或扭伤、挫伤、筋骨折伤等症状。

用法用量：煎服，3~9g，鲜品6~15g。外用适量。

药理作用：促进骨损伤愈合、改善软骨细胞功能、抗骨退行性病变、镇痛镇静、强心、降血脂、抑菌等。

(14) 熟地黄

别名：熟地、大熟地、九地、九蒸地黄、熟苄、还原大品。

性味归经：味甘，性微温。归肝、肾经。

功效：补血滋阴，益精填髓。

主治：乳腺癌患者伴有血虚萎黄、月经不调、腰膝酸软、耳鸣耳聋、眩晕、须发早白等症状。

用法用量：煎服，9~15g。

使用注意：本品性质黏腻，有碍消化，凡气滞痰多、湿盛中满、食少便溏者忌服。若重用久服，宜与陈皮、砂仁等同用，以免滋腻碍胃。

药理作用：①对消化系统的影响：抗胃溃疡、增强免疫功能；②对血液系统的影响：促进凝血、增强造血功能等；③对中枢神经系统的影响：抗脑损伤、改善学习记忆能力等。

(15) 仙鹤草

别名：龙芽草、脱力草、狼牙草、金顶龙牙、黄龙尾、毛脚茵、施州龙芽草、瓜香草、铁胡蜂、金顶龙芽、老鹳嘴、子母草、黄龙芽、草龙芽、龙头草、刀口草。

性味归经：味苦、涩，性平。归肺、肝、脾经。

功效：收敛止血，补虚调经，除湿止痢，杀虫解毒，截疟。

主治：乳腺癌患者伴有咳血、吐血、尿血、便血、崩漏下血、久泻久痢、痈肿疮毒、阴痒带下、过度劳累致虚等症状。

用法用量：煎服，6~12g。外用适量。

使用注意：表证发热者慎服。

药理作用：①对血液系统的影响：止血、抗血栓等；②抗肿瘤作用：与抑制肿瘤细胞增殖分化、诱导肿瘤细胞凋亡、抑制肿瘤部位血管新生、调节肿瘤微环境及免疫调节作用等；③对免疫系统的影响：增强免疫功能。

192. 乳腺癌常用的疏肝解郁类中药有哪些？

答：乳腺癌常用的疏肝解郁类中药有郁金、预知子、柴胡等。

（1）郁金

别名：马莲、五帝足、黄郁、乌头。

性味归经：性寒，味辛、苦，归心、肺、肝经。

功效：活血止痛，行气解郁，清心凉血，利胆退黄。

主治：乳腺癌患者伴有胸胁刺痛、乳房胀痛、痛经、情志抑郁等症状。

用法用量：煎服，5～12g；研末服，2～5g。

使用注意：和丁香存在药理拮抗作用，不宜同用。阴虚失血及无气滞血瘀者忌用，孕妇慎服。

药理作用：①抗肿瘤作用：与抑制肿瘤细胞增殖分化、诱导肿瘤细胞凋亡、抑制肿瘤部位血管新生、调节肿瘤微环境及免疫调节作用等；②对消化系统的影响：有促进胆汁分泌、利胆作用，能增强肝脏解毒作用，有促进肝细胞损伤修复、保护肝细胞的作用；③对中枢神经系统的影响：有镇痛、抑制中枢系统的作用。

（2）预知子

别名：八月瓜、八月炸、压惊子、野香蕉、八月札、八月楂、木通子、羊开口、八月果。

性味归经：性寒，味苦，归肝、胆、胃、膀胱经。

功效：疏肝理气，活血止痛，散结，利尿。

主治：乳腺癌患者伴有胃热、食欲减退、小便不利、尿涩淋痛、胃脘、胸胁胀痛、痛经等症状。

用法用量：煎服，3~9g。

注意事项：脾虚作泄泻者应慎用。

药理作用：①抗肿瘤作用：与抑制肿瘤细胞增殖分化、诱导肿瘤细胞凋亡、抑制肿瘤部位血管新生、调节肿瘤微环境及免疫调节作用等；②抗病原微生物作用：对金黄色葡萄球菌、铜绿假单胞菌、福氏痢疾杆菌及大肠埃希菌均有不同程度的抑制作用；③对消化系统的影响：能解除平滑肌痉挛，缓解胃肠道胀闷，增强消化能力；④其他：抗抑郁、抗菌、利尿等作用。

(3) 柴胡

别名：地熏、山菜、菇草、柴草。

性味归经：味苦、辛，性微寒，归肝、胆经。

功效：解表退热，疏肝解郁，升举阳气。

主治：乳腺癌患者伴有身体感觉寒热交替、胸胁胀痛、口苦咽干、月经不调、神疲食少等症状。

用法用量：煎服，3~9g。

注意事项：阴虚阳亢、肝风内动、阴虚火旺及气机上逆者慎用。

药理作用：①抗肿瘤作用：与抑制肿瘤细胞增殖分化、诱导肿瘤细胞凋亡、抑制肿瘤部位血管新生、调节肿瘤微环境及免疫调节作用等；②对中枢系统的影响：柴胡具有镇静、安定、镇痛、解热、镇咳等广泛的中枢抑制作用；③对消化系统的影响：柴胡有较好的抗脂肪肝、抗肝损伤、利胆、降低转氨酶、兴奋肠平滑肌、抑制胃酸分泌、抗溃疡、抑制胰蛋白酶等作用。

（4）合欢皮

别名：夜合皮、合昏皮、合欢木皮。

性味归经：性平，味甘，归心经、肝经、肺经。

功效：解郁安神，活血消肿。

主治：乳腺癌患者伴有心神不安、烦躁失眠、跌倒损伤疼痛、肺痈、疮痈肿毒等症状。

用法用量：煎服，10~15g。

注意事项：风热自汗、外感不眠者禁用。

药理作用：①抗肿瘤作用：抑制肿瘤细胞生长增殖迁移、阻滞肿瘤细胞周期、促进肿瘤细胞凋亡等；②对中枢神经系统的影响：合欢皮能延长戊巴比妥钠睡眠时间；③对生殖系统的影响：合欢皮能增强妊娠子宫的节律性收缩，并有终止妊娠抗早孕效应；④其他：能增强免疫功能。

（5）合欢花

别名：夜合花、绒花、合欢米、夜合米。

性味归经：味甘、苦，性平，归心、脾经。

功效：解郁安神，理气开胃，消风明目，活血止痛。

主治：乳腺癌患者伴有心神不宁、失眠、郁结胸闷、健忘、口干舌燥、跌打损伤等症状。

用法用量：煎服，5~10g。

注意事项：由痰热等其他因素所致心神不安、虚烦失眠者须适当配伍，不宜单味药服用。

药理作用：①抗肿瘤作用：抑制肿瘤细胞生长增殖迁移、阻滞肿瘤细胞周期、促进肿瘤细胞凋亡等；②对中枢神经系统的影响：有抑制神经中枢的作用。

193. 乳腺癌常用的活血化瘀类中药有哪些?

答：乳腺癌常用的活血化瘀类中药有丹参、三七、莪术等。

（1）丹参

别名：红根、大红袍、血参根、血山根、红丹参、紫丹参、山参、赤丹参、血生根、血参、赤参、木羊乳等。

性味归经：味苦，性微寒。归心、肝经。

功效：活血祛瘀，安神宁心，排脓止痛。

主治：乳腺癌患者伴有月经不调、痛经闭经、产后腹痛、胸痹心痛、跌打损伤、热痹疼痛、疮痈肿痛、心烦失眠等症状。

用法用量：煎服，10~15g。活血化瘀宜酒炙用。

使用注意：无瘀血者慎服。不宜与藜芦同用。

药理作用：①抗肿瘤作用：抑制肿瘤细胞生长增殖迁移、阻滞肿瘤细胞周期、促进肿瘤细胞凋亡等；②对神经系统的影响：改善学习记忆、抗脑缺血、镇静等作用；③对心血管系统的影响：抗心肌缺血、降血脂、抗动脉粥样硬化等；④对血液与造血系统的影响：改善微循环、抗凝血、抗血栓形成等；⑤对消化系统的影响：抗溃疡、抗肝纤维化等；⑥其他：抗炎、抗骨质疏松、抗缺氧、改善肺纤化等。

（2）三七

别名：田七、田三七、金不换、旱三七、人参三七等。

性味归经：味甘、微苦，性温。归肝、胃经。

功效：止血散瘀，消肿定痛。

主治：乳腺癌患者伴有咳血、吐血、鼻血、便血、尿血、月经紊乱、胸腹部刺痛、跌打肿痛。

用法用量：粉剂 1.5~3g，最多可用至 4.5~6g。煎服，3~9g。

使用注意：血虚无瘀滞的吐血、衄血不宜用。

药理作用：①对血液系统的影响：能缩短凝血时间，并有收缩血管作用；②对心血管系统的影响：增加冠脉流量，同时减少心肌耗氧量；③其他：消炎、抗病毒和抗真菌等。

（3）莪术

别名：文莪、蓬术、羌七、广术、黑心姜、文术。

性味归经：性温，味辛、苦。归脾经、肝经。

功效：行气破血，消积止痛。

主治：乳腺癌患者伴有肿块、闭经、胸痹心痛、食积气滞、脘腹胀痛等症状。

用法用量：煎服，6~9g。

使用注意：孕妇禁用。

药理作用：①抗肿瘤作用：抑制肿瘤细胞生长增殖迁移、阻滞肿瘤细胞周期、促进肿瘤细胞凋亡等；②对消化系统的影响：对胃肠平滑肌低浓度紧张、高浓度舒张，具有保肝作用；③对血液系统的影响：抑制血小板聚集及抗血栓形成；④其他：具有抗炎、抗菌、升高白细胞等作用。

（4）土鳖虫

别名：地鳖、土鳖、过街、簸箕虫、蚵蚾虫、地鳖虫、地蜱虫、地乌龟、土元、臭虫母、盖子虫、土虫、节节虫、蚂蚁虎。

性味归经：味咸，性寒，归肝经。

功效：破血逐瘀，续筋接骨。

主治：乳腺癌患者伴有跌打损伤、筋伤骨折、闭经、产后瘀阻腹痛、各类结节、肿块等症状。

用法用量：煎服，3~10g；研末服，1~1.5g；外用：适量。

注意事项：凡外感风寒、内伤生冷脾胃虚弱、肾阳虚衰等证不宜长期服用。孕妇、血虚无瘀者、月经过多者、出血性疾病患者、凝血障碍者、心功能不全等心脏病患者忌服。可能会引起过敏反应，全身起小丘疹、自觉瘙痒，过敏者忌服。

药理作用：①对血液系统的影响：有抗血栓形成和溶解血栓的作用，可抑制血小板聚集和黏附率，减少聚集数；②对心血管系统的影响：可提高心肌和脑对缺血的耐受力，并降低心、脑组织的耗氧量；③其他：调脂、延缓动脉粥样硬化的形成、保肝等作用。

(5) 姜黄

别名：宝鼎香、黄姜。

性味归经：味辛、苦，性寒，归肝、胆、心经。

功效：活血行气，通经止痛。

用法用量：煎服，3~10g；外用，适量。

主治：乳腺癌患者伴有胸胁刺痛、心胸部疼痛、痛经闭经、跌打肿痛、肩膀、手臂疼痛等症状。

注意事项：血虚无气滞血瘀者及孕妇慎用。

药理作用：①抗肿瘤作用：抑制肿瘤细胞生长增殖迁移、阻滞肿瘤细胞周期、促进肿瘤细胞凋亡等；②对血液系统的影响：姜黄素能抑制血小板聚集，降低血浆黏度和全血黏度；③对消化系统的影响：姜黄素能保护胃黏膜，保护肝细胞，利胆；④其他：有降血脂、降压、抗炎作用、抑制细菌及真菌等作用。

（6）鸡血藤

别名：血风藤、红藤、大血藤、猪血藤、马鹿藤、紫梗藤、九层风、活血藤、血龙藤、过岗龙、五层血。

性味归经：性温，味苦、微甘，归肝、肾经。

功效：活血养血，调经，舒筋活络。

主治：乳腺癌患者伴有月经不调、痛经、闭经、风湿痹阻疼痛、肢体麻木等症状。

用法用量：煎服，10~15g。

注意事项：阴虚火旺者慎用。

药理作用：①对中枢神经系统的影响：有一定的镇静催眠作用；②其他：可降低胆固醇、对抗动脉粥样硬化病变、抗炎作用、对免疫系统双向调节功能等。

194. 乳腺癌常用的清热解毒类中药有哪些？

答：乳腺癌常用的清热解毒类中药有夏枯草、重楼、半枝莲等。

（1）夏枯草

别名：麦夏枯、铁色草、棒柱头花、灯笼头、椰头草、棒槌草、锣锤草、牛牯草、广谷草、棒头柱、六月干、夏枯头。

性味归经：味辛、苦，性寒，归肝、胆经。

功效：清热泻火，明目，散结消肿。

主治：乳腺癌患者伴有眼红肿痛、乳房溃烂肿痛、淋巴结肿大、乳腺增生等症者。

用法用量：煎服，9~15g。

注意事项：脾胃虚弱者慎用。

药理作用：抗炎、调节免疫、抗菌、抗肿瘤作用。

（2）重楼

别名：七叶一枝花、草河车。

性味归经：性微寒，味苦，归肝经。

功效：清热解毒，消肿止痛，凉肝定惊。

主治：乳腺癌患者伴有皮肤软组织溃烂肿痛、惊风抽搐等症者。

用法用量：煎服，3~9g。

注意事项：本品有小毒，若摄入过量可致中毒。

药理作用：①抗肿瘤作用：干扰肿瘤相关信号转导通路，调控相关蛋白表达，抑制肿瘤细胞增殖，促进肿瘤细胞凋亡等。②对中枢神经系统的影响：镇静、镇痛、镇咳等。

（3）半枝莲

别名：狭叶韩信草、通经草、紫连草、并头草、牙刷草、水韩信、溪边黄芩、金挖耳、野夏枯草、方草儿、半向花、偏头草、四方草、耳挖草、小号向天盏、狭叶向天盏。

性味归经：性寒，味辛、苦，归肺、肝、肾经。

功效：清热解毒，散瘀止血，利尿消肿。

主治：乳腺癌患者伴有皮肤软组织溃烂肿痛出血、皮肤瘀点瘀斑、胸水腹水或水肿等症者。

用法用量：煎服，15~30g。

注意事项：体虚及孕妇慎用。

药理作用：①抗肿瘤作用：干扰肿瘤相关信号转导通路，调控相关蛋白表达，促进肿瘤细胞凋亡，抑制血管生成等。②抗病原微生物作用：对金黄色葡萄球菌、福氏痢疾杆菌、伤寒杆菌、绿脓杆菌、大肠杆菌有抑制作用。

（4）白花蛇舌草

别名：矮脚白花蛇利草、蛇舌癀、目目生珠草、节节结蕊草、鹩哥利、千打捶、羊须草、蛇总管、鹤舌草、细叶柳子、甲猛草、蛇针草、白花十字草、尖刀草。

性味归经：味苦、甘，性寒，归胃、大肠、小肠经。

功效：清热解毒，利湿通淋。

主治：乳腺癌患者伴有咳嗽黄痰、咽喉肿痛、皮肤肿痛、尿频尿急、腹泻腹痛等症者。

用法用量：煎服，15~60g。

注意事项：脾胃虚寒者及孕妇忌用。

药理作用：①抗肿瘤作用：可抑制肿瘤细胞增殖，诱导肿瘤细胞程序性死亡，抑制肿瘤细胞侵袭和迁移，抑制肿瘤血管生成，增加化疗药物敏感性，调节机体免疫等。②抗病原微生物作用：对金黄色葡萄球菌和痢疾杆菌有微弱抑制作用；能刺激网状内皮系统增生，促进抗体形成，使网状细胞、白细胞的吞噬能力增强，从而达到抗菌、抗炎的目的。

（5）连翘

别名：黄花杆、黄寿丹。

性味归经：味苦，性微寒，归肺、心、小肠经。

功效：清热解毒，散结消肿，疏散风热。

主治：乳腺癌患者伴有风热感冒、淋巴结肿大、各类结节、皮肤软组织溃烂肿痛等症者。

用法用量：煎服，6~15g。

注意事项：脾胃虚寒及气虚脓清者不宜使用。

药理作用：①抗肿瘤作用：连翘根醇具有抑制肿瘤细

胞增殖的作用，连翘苷可以抑制血管生成。②抗病原微生物作用：连翘有广谱抗菌作用，抗菌主要成分为连翘酚及挥发油，对金黄色葡萄球菌、痢疾杆菌有很强的抑制作用，对其他致病菌、流感病毒以及钩端螺旋体也均有一定的抑制作用。③其他：有抗炎、解热、镇吐和抗肝损伤作用。

(6) 石见穿

别名：紫参、五凤花、小丹参、月下红、乌沙草、墨面风、大发汗、石打穿、石大川、山缝拿、紫丹花、红根参、半枝莲、田芹菜、活血草。

性味归经：性微寒，味苦、辛，归肝、脾经。

功效：活血化瘀，清热利湿，散结消肿。

主治：乳腺癌患者伴有各类结节、皮肤或软组织溃烂肿痛、胸胁疼痛等症者。

用法用量：煎服，6~15g。

注意事项：内无瘀滞者不宜用，孕妇忌用，儿童慎用。

药理作用：①抗肿瘤作用：诱导肿瘤细胞自噬，抑制肿瘤血管生成，诱导肿瘤细胞凋亡，抑制肿瘤细胞转移，调节免疫等。②护肝、抗肝纤维化作用。

(7) 石上柏

别名：深绿卷柏、地侧柏、梭罗草、地梭罗、金龙草、龙鳞草、大叶菜、山扁柏等。

性味归经：味甘、微苦、涩，性凉。归肺、肝经。

功效：清热解毒，抗癌，止血。

主治：乳腺癌患者伴有风热感冒咳嗽、风湿热痛、湿热黄疸、皮肤疮疡等症者。

用法用量：10~30g，鲜品倍量，均应久煎。外用：适量，研末敷或鲜品捣敷。

药理作用：①抗肿瘤作用：抑制肿瘤细胞增殖分化，阻滞肿瘤细胞周期，促进肿瘤细胞凋亡等。②抗炎、调节免疫等作用。

（8）白英

别名：山甜菜、白草、白幕、排风、排风草、天灯笼、和尚头草等。

性味归经：味苦、辛，性微寒。归肝、胃经。

功效：清热解毒，利湿消肿，抗癌。

主治：乳腺癌患者伴有腹痛腹泻、黄疸水肿、尿急尿痛、关节热痛、皮肤溃烂等症者。

用法用量：煎汁内服时，常用量为 9~15g。外用时，取适量白英，鲜全草捣烂敷患处。

药理作用：①抗肿瘤作用：诱导细胞凋亡、抑制肿瘤细胞增殖、增加机体抗肿瘤免疫、阻滞细胞周期等。②抑菌、抗炎、抗氧化作用。

（9）蒲公英

别名：黄花地丁、婆婆丁、华花郎等。

性味归经：味苦、甘，性寒。归肝、胃经。

功效：清热解毒，消肿散结，利湿通淋。

主治：乳腺癌患者伴有风热感冒、皮肤疮痈、尿急尿痛等症者。

用法用量：煎服，9~15g。外用鲜品适量，捣敷或煎汤熏洗患处。

使用注意：用量过大可致缓泻。

药理作用：①抗肿瘤作用：抑制肿瘤细胞生长增殖迁移、阻滞肿瘤细胞周期、促进肿瘤细胞凋亡、调节免疫及细胞毒作用等。②利尿、保肝、抗炎等。

195. 乳腺癌常用的化痰散结类中药有哪些?

答：乳腺癌常用的化痰散结类中药有半夏、壁虎、牡蛎等。

(1) 半夏

别名：三叶半夏、三叶老、三步跳、麻玉果、燕子尾、三不掉、裂刀草、地巴豆、麻芋果、地雷公、地文、水玉、示姑、羊眼半夏、和姑、蝎子草、地珠半夏、泛石子、地鹧鸪、老和尚头、野芋头、天落星等。

性味归经：味辛、苦，性温。有毒。归脾、胃、肺经。

功效：燥湿化痰，降逆止呕，散结消肿。

主治：乳腺癌患者伴有呕吐反胃、各类结节、淋巴结肿大、咳喘痰多、胸腹胀闷等症者。

用法用量：内服：煎汤，3~9g；或入丸、散。外用：研末，水或酒、醋调敷。内服多制用，外用多生用。法半夏长于燥湿化痰，主治痰多咳喘，痰饮眩悸，风痰眩晕，痰厥头痛；姜半夏长于温中化痰，降逆止呕，主治痰饮呕吐，胃脘痞满；清半夏长于燥湿化痰，主治湿痰咳嗽，胃脘痞满，痰涎凝聚，咯吐不出。

使用注意：本品性温燥，阴虚燥咳、血证、热痰、燥痰应慎用。不宜与川乌、制川乌、草乌、制草乌、附子同用。生品内服宜慎。

药理作用：①抗肿瘤作用：抑制肿瘤血管生成、影响肿瘤细胞周期、抑制肿瘤细胞生长和增殖、诱导肿瘤细胞凋亡、降低黏附性和侵袭力、抑制肿瘤细胞转移、逆转肿瘤耐药和化疗增敏等。②对消化系统的影响：抗消化性溃疡、抗溃疡性结肠炎、抗幽门螺旋杆菌等。③对呼吸系统的影响：镇咳、祛痰等。④对神经系统的影响：镇吐、催吐、镇痛、镇静作用等。

（2）壁虎

别名：守宫、蝘蜓、蝎虎、壁宫、辟宫子、地塘虫、天龙等。

性味归经：味咸，性寒。有小毒。归肝经。

功效：祛风定惊，散结解毒。

主治：乳腺癌患者伴有中风瘫痪、风湿热痛、癫痫惊厥、各类结节、皮肤疮疡等症者。

用法用量：内服：煎汤，2~5g；研末，每次1~2g；或浸酒；或入丸、散。

使用注意：阴虚血少、津伤便秘者慎服。

药理作用：①抗肿瘤作用：与抑制肿瘤细胞增殖分化、诱导肿瘤细胞凋亡、抑制肿瘤部位血管新生、调节肿瘤微环境及免疫调节作用等。②对中枢神经系统的影响：镇静催眠、抗惊厥等。

（3）牡蛎

别名：蛎蛤、左顾牡蛎、牡蛤、海蛎子壳、海蛎子皮、左壳、海蛎子、蛎黄、生蚝、鲜蚵、蚝仔、古贲、生蚝、蛎房、蠔山、蠔莆、左亮等。

性味归经：味咸、涩，性微寒。归肝、心、肾经。

功效：潜阳补阴，重镇安神，软坚散结，收敛固涩，制酸止痛。

主治：乳腺癌患者伴有惊悸失眠、眩晕耳鸣、各类结节、自汗盗汗、遗精崩漏、胃痛泛酸等症者。

用法用量：煎服，9~30g，先煎。潜阳补阴、重镇安神、软坚散结生用，收敛固涩、制酸止痛煅用。

使用注意：不宜多服久服，以免引起便秘和消化不良。

药理作用：①抗肿瘤作用：牡蛎天然活性肽可以抑制肿瘤细胞增殖、诱导细胞凋亡等作用。②镇静、增强免疫、抑制消化性溃疡等作用。

(4) 土贝母

别名：土贝、大贝母、地苦胆、草贝等。

性味归经：味苦，性凉。归肺、脾、胃经。

功效：清热化痰，散结拔毒，消肿。

主治：乳腺癌患者伴有各类结节、疮疡肿痛等症者。

用法用量：煎服，5~10g。

使用注意：胃寒者慎用。

药理作用：①抗肿瘤作用：促进细胞自噬、诱导细胞凋亡、调控细胞周期、抑制细胞增殖、抑制细胞迁移和侵袭。②抗病毒、调节免疫等作用。

(5) 猫爪草

别名：小毛茛、三散草、金花草、鸭脚板。

性味归经：性温，味甘、辛，归肝、肺经。

功效：化痰散结，解毒消肿。

主治：乳腺癌患者伴有各类结节、疮痈肿痛、咳嗽咳痰等症者。

用法用量：煎服，15~30g。

注意事项：用药期间需注意忌食生冷、辛辣油腻食物，忌烟酒；孕妇、儿童慎用。

药理作用：①抗肿瘤作用：抑制肿瘤细胞增殖生长。②抗氧化作用：消除羟基自由基和氧自由基，改善肝损伤等。③抗结核、抗菌作用等。

196. 乳腺癌常用的祛风通络类中药有哪些？

答：乳腺癌常用的祛风通络类中药有凤仙透骨草、菝葜、桑枝等。

（1）凤仙透骨草

别名：凤仙梗、透骨草、指甲花、凤仙花杆等。

性味归经：味苦、辛，性温。归肝、肾经。

功效：祛风除湿，消肿止痛，活血化瘀。

主治：乳腺癌患者伴有关节肿痛、闭经痛经、疮疡肿痛、手脚麻木等症者。

用法用量：煎服，9～15g；外用，取适量熏洗或捣敷患处。

使用注意：孕妇忌服。血虚无瘀者慎用。

药理作用：①抗肿瘤作用：诱导细胞凋亡、抑制肿瘤细胞增殖、抗乳腺癌骨转移和骨质病变等。②镇痛抗炎、抗氧化、抗菌作用等。

（2）菝葜

别名：金刚藤、金刚刺、乌鱼刺、铁菱角、山归来等。

性味归经：味甘、微苦、涩，性平。归肝、肾经。

功效：利湿祛浊，祛风除痹，解毒散瘀。

主治：乳腺癌患者伴有关节疼痛、肌肉麻木、腹泻腹痛、水肿、尿急尿痛等症者。

用法用量：煎服，9～15g；或浸酒；或入丸散。

药理作用：①抗炎作用：皂苷和黄酮类是菝葜发挥抗炎效应的主要活性成分，可抑制促炎因子产生、减少炎症介质的分泌等。②抗肿瘤作用：抑制细胞的增殖迁移侵袭、诱导癌细胞凋亡等。③降糖、抗菌、抗氧化等。

(3) 桑枝

别名：桑条、嫩桑枝等。

性味归经：味微苦，性平。归肝经。

功效：祛风湿，利关节。

主治：乳腺癌患者伴有身体一侧瘫痪、关节肿痛、手脚麻木等症者。

用法用量：煎服，9～15g。外用，适量。

药理作用：①抗炎及免疫调节作用：抑制促炎因子产生、减少炎症介质的分泌、增强T细胞活性等。②抗肿瘤、降糖降脂等。

(4) 全蝎

别名：全虫、蝎子、伏背虫、虿尾虫等。

性味归经：味辛，性平；有毒。归肝经。

功效：息风镇痉，攻毒散结，通络止痛。

主治：乳腺癌患者伴有各类结节、癫痫抽搐、疮疡肿痛等症者。

用法用量：煎服，3～6g。研末吞服，每次0.6～1g。外用适量。

使用注意：本品有毒，用量不宜过大。孕妇慎用。

药理作用：①对神经系统的影响：全蝎对士的宁、烟碱、戊四氮等引起的惊厥有对抗作用，镇痛作用，抗癫痫作用；②对血液系统的影响：抑制动物血栓形成和抗凝作用；③其他：降压、抗肿瘤、抑菌等作用。

(5) 钩藤

别名：嫩双钩、钩丁、吊藤、钩藤、鹰爪风、倒挂刺等。

性味归经：味甘，性凉。归肝、心包经。

功效：清热平肝，息风止痉。

主治：乳腺癌患者伴有头痛眩晕、癫痫抽搐、肢体麻木等症者。

用法用量：煎服，3～12g；入煎剂宜后下。

使用注意：脾胃虚寒、肾阳虚者，以及外感风寒，内伤生冷等证不宜大量长期服用。

药理作用：①对神经系统影响：镇静、抗惊厥、抗苯丙胺依赖、抗脑缺血、保护脑组织作用；②对心血管系统的影响：降血压、扩张血管、抗心律失常作用；③其他：抑制血小板聚集、降血脂、抗血栓、抗内毒素血症、平喘、调节平滑肌等作用。

（6）僵蚕

别名：白僵蚕、僵虫、天虫等。

性味归经：咸、辛，平。归肝、肺、胃经。

功效：息风止痉，祛风止痛，化痰散结。

主治：乳腺癌患者伴有惊风抽搐、咽喉肿痛、皮肤瘙痒、颌下淋巴结炎、面神经麻痹等症者。

用法用量：煎服，5～9g。研末吞服，每次1～1.5g；散风热宜生用，其他多制用。

药理作用：①对神经系统的影响：镇静、催眠、抗惊厥作用；②对血液系统的影响：抗凝作用；③其他：抗肿瘤、降血糖、抗菌等作用。

第八章

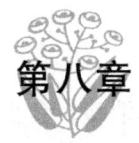

方证篇

197. 乳腺癌常用的补益类方剂有哪些?

答：乳腺癌常用的补益类方剂有四君子汤、八珍汤、人参养荣汤等。

（1）脾胃气虚证

方剂：四君子汤（《太平惠民和剂局方》）。

药物组成：人参、白术、茯苓、炙甘草。

功效：益气健脾

主治：乳腺癌患者伴有语声低微、气短、乏力、食少、大便稀等症状。

（2）气血亏虚证

方剂：八珍汤（《瑞竹堂经验方》）。

药物组成：人参、白术、茯苓、当归、川芎、白芍、熟地黄、炙甘草。

功效：益气补血

主治：乳腺癌患者伴有面色萎黄或白而无光泽、头晕眼花、四肢乏力、气短懒言、心慌、饮食减少等症状。

（3）脾肺气虚，荣血不足证

方剂：人参养荣汤（《太平惠民和剂局方》）。

药物组成：白芍、当归、陈皮、黄芪、桂心、人参、白术、炙甘草、熟地黄、五味子、茯苓、远志、生姜、大枣。

功效：益气补血，养心安神

主治：乳腺癌患者伴有心慌、健忘、形体消瘦、食少无味、身体困倦、毛发脱落、气短等症状。

（4）气血两虚证

方剂：十全大补汤（《太平惠民和剂局方》）。

药物组成：人参、熟地黄、黄芪、当归、白芍、茯苓、白术、川芎、肉桂、炙甘草。

功效：温补气血

主治：乳腺癌患者伴有面色萎黄、身体困倦、饮食减少、头晕眼花、气短、心慌、四肢冰凉等症状。

（5）心脾气血两虚证

方剂：归脾汤（《内科摘要》）。

药物组成：白术、茯神、黄芪、龙眼肉、酸枣仁、人参、木香、炙甘草、当归、远志。

功效：益气补血，健脾养心

主治：乳腺癌患者伴有心慌、健忘、失眠、夜间出汗、身体困倦、饮食减少、面色萎黄等症状。

（6）血虚阳浮发热证

方剂：当归补血汤（《内外伤辨惑论》）。

药物组成：黄芪、当归。

功效：补气生血

主治：乳腺癌患者伴有自觉发热、面色红、心烦、口渴等症状。

（7）阴虚内热证

方剂：六味地黄丸（《小儿药证直诀》）。

药物组成：熟地黄、山药、山茱萸、茯苓、牡丹皮、泽泻。

功效：滋阴补肾

主治：乳腺癌患者伴有头晕、耳鸣、腰膝酸软、自觉下午及夜间发热、夜间出汗、手足心发热、舌干燥、咽痛等症状。

（8）妇人脏躁

方剂：甘麦大枣汤（《金匮要略》）。

药物组成：甘草、小麦、大枣。

功效：养心安神，和中缓急

主治：乳腺癌患者伴有精神不集中、反应迟钝、常常悲伤欲哭，不能自止、心中烦躁、睡眠不安、常打呵欠等症状。

（9）阴虚火旺证

方剂：黄连阿胶汤（《伤寒论》）。

药物组成：黄连、阿胶、鸡子黄、白芍、黄芩。

功效：滋阴降火，除烦安神

主治：乳腺癌患者伴有心理烦躁难以平静、无法入睡、口干、咽喉干燥等症状。

（10）肝血不足，虚热扰神证

方剂：酸枣仁汤（《金匮要略》）。

药物组成：酸枣仁、甘草、知母、茯苓、川芎。

功效：养血安神，清热除烦

主治：乳腺癌患者伴有夜间难以入睡、心情烦躁、心慌、头晕眼花、口干、咽喉干燥等症状。

（11）阴虚血少，神志不安证

方剂：天王补心丹（《校注妇人良方》）。

药物组成：人参、茯苓、玄参、丹参、桔梗、远志、当归、五味子、麦冬、天冬、柏子仁、酸枣仁、生地黄。

功效：滋阴清热，养血安神

主治：乳腺癌患者伴有心慌、心里烦躁难以入睡、疲乏、健忘、手足心发热、嘴里或舌头上长疮、大便干燥难解等症状。

（12）脾胃虚寒证

方剂：理中汤（《伤寒论》）。

药物组成：人参、白术、炙甘草、干姜。

功效：温中祛寒，补气健脾

主治：乳腺癌患者伴有胃脘及腹部疼痛、喜温喜按、呕吐、大便不成形、腹部胀闷不适、食少、四肢冰凉、怕冷、乏力等症状。

（13）耗气伤阴证

方剂：生脉散（《医学启源》）。

药物组成：人参、麦冬、五味子。

功效：益气养阴

主治：乳腺癌患者伴有神疲乏力、气短、懒言、咽干口渴、食少等症状。

198. 乳腺癌常用的清热解毒类方剂有哪些？

答：乳腺癌常用的清热解毒类方剂有五味消毒饮、龙胆泻肝汤、犀黄丸等。

（1）**热毒壅盛证**

方剂：五味消毒饮（《医宗金鉴》）。

药物组成：金银花、野菊花、蒲公英、紫花地丁、紫背天葵子。

功效：清热解毒

主治：乳腺癌患者伴有乳房肿块、间有红肿、坚硬疼痛或溃烂恶臭、伴有发热、口干舌燥、大便秘结、小便黄赤、消瘦乏力等症状。

（2）肝胆实火上炎证、肝经湿热下注证

方剂：龙胆泻肝汤（《太平惠民和剂局方》）。

药物组成：龙胆草、栀子、黄芩、木通、泽泻、车前子、柴胡、甘草、当归、生地黄。

功效：清泻肝胆实火，清利肝经湿热

主治：乳腺癌患者伴有头痛眼红、胁肋疼痛、口苦、耳聋、阴部肿胀、瘙痒、小便浑浊、妇女白带黄臭等症状。

（3）热毒壅结证

方剂：犀黄丸（《外科证治全生集》）。

药物组成：犀黄、麝香、乳香、没药、黄米饭、陈酒。

功效：清热解毒，化瘀散结

主治：乳腺癌患者伴有肿块疼痛较重、局部溃烂、脓液伴有血水、气味恶臭、面红目赤、发热等症状。

（4）热毒炽盛证

方剂：四妙勇安汤（《验方新编》）。

药物组成：金银花、玄参、当归、甘草。

功效：清热解毒，活血止痛

主治：乳腺癌患者伴有肿块肿痛较重、心烦、发热、口渴等症状。

（5）痰热内扰证

方剂：黄连温胆汤（《六因条辨》）。

药物组成：黄连、竹茹、枳实、半夏、陈皮、甘草、生姜、茯苓。

功效：清热化痰，和胃利胆

主治：乳腺癌患者伴有胆怯、易受惊、头晕眼花、心慌、心烦不眠、夜寐欠安、多梦、恶心欲呕等症状。

199. 乳腺癌常用的疏肝解郁类方剂有哪些？

答：乳腺癌常用的疏肝解郁类方剂有逍遥散、柴胡疏肝散、金铃子散等。

（1）肝郁血虚证

方剂：逍遥散（《太平惠民和剂局方》）。

药物组成：炙甘草、当归、茯苓、芍药、白术、柴胡、薄荷、生姜。

功效：疏肝解郁，养血健脾。

主治：乳腺癌患者伴有乳房胀痛，两胁作痛，头痛眼花，口燥咽干，神疲食少者。

（2）肝郁气滞证

方剂：柴胡疏肝散（《证治准绳》）。

药物组成：陈皮（醋炒）、柴胡、川芎、香附、枳壳（麸炒）、芍药、炙甘草。

功效：疏肝行气，活血止痛。

主治：乳腺癌患者伴有情志抑郁易怒，胁肋疼痛，胸闷，常叹气者。

（3）肝郁化火证

方剂：金铃子散（《太平圣惠方》）。

药物组成：金铃子、延胡索。

功效：疏肝泄热，活血止痛。

主治：乳腺癌患者伴有心胸、胁肋或脘腹疼痛，时发时止，口苦者。

(4) 脾虚肝旺，风痰内盛证

方剂：柴芍六君子汤（《医宗金鉴》）。

药物组成：人参、白术、茯苓、甘草、陈皮、半夏、柴胡、白芍、钩藤、生姜、大枣。

功效：健脾平肝，化痰祛风。

主治：乳腺癌患者伴食欲不振，消化不良，呕吐吞酸，腹泻拉稀，脘腹疼痛者。

200. 乳腺癌常用的化痰散结类方剂有哪些？

答：乳腺癌常用的化痰散结类方剂有阳和汤、小金丹、半夏泻心汤等。

(1) 寒凝痰结证

方剂：阳和汤（《外科证治全生集》）。

药物组成：熟地黄、肉桂、白芥子、姜炭、生甘草、麻黄、鹿角胶。

功效：温阳补血，散寒通滞。

主治：乳腺癌患者乳房肿块漫肿无头，皮色不变，酸痛无热者。

(2) 痰气凝滞证

方剂：小金丹（《外科全生集》）。

药物组成：白胶香、草乌、五灵脂、地龙、木鳖子、没药、归身、乳香、麝香、墨炭。

功效：化痰祛瘀，陈湿通络，消肿散结。

主治：乳腺癌患者乳房肿块质硬疼痛，皮色不变者，多为初起。

(3) 寒热互结证

方剂：半夏泻心汤（《伤寒论》）。

药物组成：半夏、黄芩、干姜、人参、黄连、大枣、甘草。

功效：寒热平调，消痞散结。

主治：乳腺癌患者伴心胸胀满，但无疼痛，或伴呕吐，肠鸣腹泻者。

（4）胃虚有热，气逆不降证

方剂：橘皮竹茹汤（《金匮要略》）。

药物组成：橘皮、竹茹、大枣、生姜、甘草、人参。

功效：降逆止呕，益气清热。

主治：乳腺癌患者伴打嗝或干呕，心烦，气少者。

201. 乳腺癌常用的活血化瘀类方剂有哪些？

答：乳腺癌常用的活血化瘀类方剂有四物汤、血府逐瘀汤等。

（1）营血虚滞证

方剂：四物汤（《太平惠民和剂局方》）。

药物组成：川芎、当归、白芍、熟地黄。

功效：补血调血。

主治：乳腺癌患者伴头晕眼花，心慌失眠，气色差者。

（2）胸中血瘀证

方剂：血府逐瘀汤（《医林改错》）。

药物组成：桃仁、红花、当归、生地黄、牛膝、川芎、桔梗、赤芍、枳壳、甘草、柴胡。

功效：活血化瘀，行气止痛。

主治：乳腺癌患者伴胸痛、头痛，日久不愈，痛如针刺，位置固定，或心慌易受惊，失眠多梦，急躁易怒，入夜定时身热，唇色暗或两目暗黑者。

附 录

附录一 成功验案举隅

按：以下18例验案均为湖南省中西医结合医院（湖南省中医药研究院附属医院）湖南省中西医结合肿瘤防治医学研究中心团队成员的临床验案。

验案一 三阴性乳腺癌术后放化疗后中医药维持13年9个月

黄某，女，65岁，2010年4月6日初诊。

主诉：左乳肿块综合治疗13年9个月。

诊疗经过：患者于2009年1月行左侧乳房肿块根治术，术后病理：乳腺浸润性导管癌Ⅱ～Ⅲ级；ER（-），PR（-），C-erB2（-）。术后局部放疗并以TAC方案化疗6个周期，其间配合中医药减毒增效治疗，此后一直坚持中医药调治，病情稳定。既往有慢性胃炎病史。

一诊：术口不适，胸闷伴胃脘不适，寐不安，大便欠调，纳食可。舌暗红，苔薄黄，脉红。

西医诊断：左乳腺浸润性导管癌（Ⅱ～Ⅲ级，三阴型）。

中医诊断：乳岩——肝郁脾虚，瘀毒互结证。

治法：疏肝健脾，化瘀解毒。

处方：实脾消积方加减。药物组成：党参15g，黄芪

30g，女贞子15g，枸杞子10g，巴戟天10g，淫羊藿10g，法半夏10g，砂仁5g，煅瓦楞子30g，酸枣仁20g，夜交藤15g，柴胡10g，郁金15g，丹参15g，三七粉（冲服）5g，莪术15g，壁虎10g，夏枯草15g，重楼10g，半枝莲30g，白花蛇舌草30g，炙甘草10g。水煎，每日1剂，分2次口服。

二诊（2012年9月7日）：寐欠安，纳食可，二便可。舌暗红，苔白，脉细。续以实脾消积方加减治疗：党参15g，黄芪30g，女贞子15g，枸杞子10g，巴戟天10g，柴胡10g，郁金10g，法半夏9g，砂仁5g，煅牡蛎（先煎）30g，夏枯草15g，浙贝15g，莪术10g，壁虎10g，重楼10g，半枝莲30g，白花蛇舌草30g，甘草5g。水煎，每日1剂，分2次口服。

三诊（2014年5月13日）：纳可，寐欠安，大便干，小便可，体重增重。舌暗红，苔薄黄，脉细。续以实脾消积方加减治疗：党参15g，黄芪30g，女贞子15g，牛膝15g，菟丝子10g，法半夏10g，砂仁5g，海螵蛸15g，莪术10g，壁虎10g，夏枯草10g，连翘10g，丹参15g，三七粉（冲服）5g，胡麻仁30g，酸枣仁20g，茯神10g，远志5g，重楼10g，白花蛇舌草30g，半枝莲30g，甘草5g。水煎，每日1剂，分2次口服。

四诊（2014年12月8日）：胃脘不适，伴烧灼感，腰痛，纳食可，寐欠安，二便可。舌暗红，苔黄，脉细。辨为肝郁脾虚，瘀毒互结证，以理气健脾、化瘀解毒为法，予柴芍六君子汤加减：党参15g，黄芪30g，白术15g，茯苓15g，法半夏10g，木香10g，砂仁5g，煅瓦楞子30g，海螵蛸15g，柴胡10g，白芍25g，远志10g，夜交藤30g，夏枯草 15g，莪术 10g，壁虎 10g，重楼 10g，半枝莲 30g，白花蛇舌草 30g，大枣 10g。水煎，每日 1 剂，分 2 次口服。

按语：本患者为乳腺浸润性导管癌Ⅱ～Ⅲ级三阴型，采用手术、放化疗联合中医药减毒增效、维持治疗，随访至今 13 年 9 个月，病情稳定。《外科准绳》记载："余怒郁遏，时时积累，脾气消阻气横逆遂成隐核……名曰岩癌。"患者平素情志不遂，肝郁气滞，横逆犯脾，脾失健运，则痰湿不化，日久瘀毒内生，聚于肝经乳络而成乳岩，属本虚标实之候，预后不良。中医辨证为肝郁脾虚，瘀毒互结证，治法为疏肝健脾、化瘀解毒。方中以柴胡、白芍、木香、郁金等柔肝理气；夏枯草、生牡蛎、连翘等解毒散结；莪术、丹参、三七、壁虎等化瘀散结；重楼、半枝莲、白花蛇舌草等清热解毒；党参、黄芪、女贞子、枸杞子、巴戟天、淫羊藿等健脾补肾；甘草调和诸药。患者情志不畅，肝郁乘脾，故胃脘不适，可加用法半夏、砂仁、海螵蛸、煅瓦楞子等制酸和胃、行气化痰；患者寐不安，加酸枣仁、夜交藤养血安神。

验案二　乳腺浸润性导管癌中西医协同治疗 9 年 6 个月

黄某，女，61 岁，2014 年 1 月 15 日初诊。

主诉：右乳肿块综合治疗 9 年 6 月。

诊疗经过：患者于 2013 年 4 月因发现右侧及腋下肿块至湖南省某医院就诊，穿刺病理结果提示为乳腺癌，遂行右乳腺癌改良根治术。术后病检示：（1）（右）乳腺浸润性导管癌Ⅱ～Ⅲ级，（2）（右）皮肤乳头未见癌，（3）（右乳第三组淋巴结）扪及淋巴结三枚，未见转移。（右腋窝）

淋巴结见癌转移（3/10），ER＋，PR＋，E－cad＋，C－erB2（＋～＋＋），Ki－67＋＜10%，P53－。术后行TAC方案化疗6个周期。后为求中西医结合治疗转住湖南省中西医结合医院予以来曲唑内分泌联合中医药治疗。2016年8月20日复查乳腺＋肝胆脾胰彩超及胸部正侧位片未见复发和转移，疗效评价为SD。既往有高血压病、冠心病病史。

现症见：偶有烦躁，偶胸闷，无头晕头痛，无恶心呕吐，无手足心热，纳可，寐安，二便调。舌淡红，苔薄白，脉弦细。

西医诊断：右乳腺浸润性导管癌（pT2N1M0 Ⅱb期，Ⅱ～Ⅲ级，HER－2阳性（HR阳性）。

中医诊断：乳岩——肝肾阴虚，瘀毒内结证。

治法：滋养肝肾，化瘀解毒。

处方：固本消岩方加减。药物组成：白参10g，黄芪30g，女贞子15g，枸杞子10g，巴戟天10g，淫羊藿10g，夏枯草15g，浙贝15g，生牡蛎30g，法半夏10g，土贝母15g，柴胡10g，丹参15g，莪术15g，王不留行10g，土鳖虫6g，壁虎10g，重楼10g，半枝莲30g，白花蛇舌草30g，石见穿30g，甘草5g。水煎，每日1剂，早晚分服。

按语：本患者为乳腺浸润性导管癌Ⅱ～Ⅲ级（T2N1M0 Ⅱb期），采用手术、化疗、内分泌治疗联合中医药减毒增效、维持治疗，随访至今，病情稳定。《仁斋直指方论》记载："癌者，上高下深，岩穴之状，颗颗累垂，毒根深藏，穿孔透里。"癌毒具有隐匿性和极强的侵袭性，瘀毒内聚，且患者年逾六旬，患癌多年，同时内分泌治疗耗伤肝肾之阴，阴不制阳，虚热内扰。四诊合参，辨为肝肾阴虚，瘀毒内结证,予以固本消岩方加减滋养肝肾、化瘀解毒。方中以女贞子、枸杞子、巴戟天、淫羊藿、白参、黄芪等补益肝肾、健脾益气;夏枯草、浙贝、生牡蛎、法半夏、土贝母等解毒散结;丹参、莪术、王不留行、土鳖虫、壁虎等化瘀散结;重楼、半枝莲、白花蛇舌草、石见穿等清热解毒;柴胡疏肝解郁,引药入经;甘草调和诸药。

验案三 乳腺癌复发并肺转移综合治疗8年

曾某,女,68岁,2014年2月23日初诊。

主诉:左乳肿块术后18年,再发左乳伴肺肿块8年。

诊疗经过:患者于2001年行左乳肿块切除术。2012年8月19日因新发左乳及右肺肿块至湖南省某医院就诊,后为求中西医结合治疗而入住湖南省中西医结合医院,规律使用来曲唑内分泌治疗联合中医药治疗,随访存活至今。SPECT(2012年8月19日):(1)左乳内上象限内软组织密度结节影(大小约2.5cm×2.8cm),PET于相应部位见异常放射性浓缩影,符合左乳癌征象。(2)右下肺外基底段转移瘤(长径约2.2cm);(3)左上颌窦炎;(4)脂肪肝;双肾囊肿;子宫多发肌瘤。病理检查:左乳肿块穿刺活检:考虑为黏液癌。ER(3+),PR(3+),CERB-2(1+),EGFR(-),CK5/6(-),KI67阳性指数<10%。胸部CT(2014年1月9日):(1)左侧乳腺占位,考虑乳腺癌并右下肺转移,纵隔淋巴结转移,大致同前片;(2)双侧胸膜肥厚粘连;(3)胸9椎体内小片状高密度影。腹部彩超:轻度脂肪肝,右肝前叶可见欠规则低回声,肝内脂肪分布不均所致?或其他?胆囊壁息肉样病变。乳房+淋巴结彩超(2014年1月9日):左乳内低回声包块

（32mm×20mm、14mm×8mm），考虑占位性病变。右乳内低回声结节（3.5mm×2.7mm、2.4mm×2.0mm），请结合临床病史；双侧腹股沟区（15.5mm×6.2mm、15.3mm×6.5mm）、双侧腋窝（107mm×8.6mm、12mm×8.4mm）、左侧锁骨上窝（6mm×5mm）及双侧颈部低回声结节（10.8mm×4.7mm、107mm×4.7mm），考虑淋巴结声像。

现症见：神清，精神可，偶头晕，左乳腺肿块处隐痛，无渗血渗液，无发热，无红肿，食纳可，寐可，二便调。近月来体重稳定。舌淡红，苔薄白，脉弦细。

西医诊断：左乳腺黏液癌（cT2N3cM1 Ⅳ期，Luminal A型）。

中医诊断：乳岩——气血亏虚，瘀毒内结证。

治法：益气养血，化瘀解毒。

处方：当归补血汤加减。药物组成：党参15g，黄芪30g，女贞子15g，枸杞子10g，巴戟天10g，淫羊藿10g，当归10g，柴胡10g，夏枯草15g，猫爪草20g，生牡蛎30g，法半夏10g，陈皮10g，莪术15g，姜黄15g，留行子15g，桃仁10g，壁虎10g，重楼10g，半枝莲30g，白花蛇舌草30g，石见穿30g，甘草5g。水煎，每日1剂，早晚分服。

按语：本患者为左乳癌术后11年复发（黏液癌）并肺转移，采用来曲唑内分泌治疗配合中医药治疗，随访存活至今。患者素体气血亏虚，抗癌力低下，邪毒乘虚而入，痰瘀毒结日久而成乳腺肿块；加上手术后进一步损伤气血，癌毒未清而致复发；瘀毒走窜于肺，故肺内肿块；综合舌脉，本病辨为气血亏虚，瘀毒内结证，属本虚标实证，预后不良。治以，益气养血，化瘀解毒为法，予当归补血汤加减治疗。方中以党参、黄芪、当归益气养血，健脾补肺；

女贞子、枸杞子、巴戟天、淫羊藿等补益肝肾；夏枯草、猫爪草、生牡蛎等解毒散结；法半夏、陈皮等化痰散结；莪术、姜黄、留行子、桃仁、壁虎等化瘀散结；重楼、半枝莲、白花蛇舌草、石见穿等清热解毒；柴胡疏肝解郁；甘草调和诸药。

验案四 左侧乳腺癌术后多发转移中西医协同治疗8年7个月

梁某，女，57岁，2021年2月22日初诊。

主诉：左乳肿物术后8年2月。

诊疗经过：患者于2014年2月因自查触及左乳肿物（4cm×4cm×2.5cm），至湖南省某医院进行穿刺，结果显示左乳癌，行4个周期的新辅助化疗。2014年6月27日行左乳癌（激素受体阳性，HER-2阴性）改良根治术，术后行辅助化疗4个周期，继以他莫昔芬内分泌治疗。其间未复发。2019年2月因左肩疼痛完善检查发现骨转移，入组湖南省某医院临床试验至2020年2月退组，改为依西美坦内分泌治疗。2021年2月出现左乳术区肿块复发，于2021年2月22日至门诊求助中医药调治，予中药30剂。2021年3月于外院行左乳术区肿块放疗28次，其间持续配合中药扶正抗癌、增效减毒，过程顺利。后患者未持续至门诊就医。2021年8月患者于外院行2个周期的吡咯替尼+卡培他滨治疗，因无法耐受毒副作用而中断治疗。2022年2月21患者经检查提示肺、肝、骨转移、左侧恶性胸腔积液。2022年2月26日行胸腔灌注化疗（顺铂+地塞米松+鸦胆子油）控制胸腔积液，继予4个周期的卡培他滨+紫杉醇方案化疗，配合唑来膦酸抗骨转移治疗，其间持续配合中药扶正抗癌、增效减毒,过程顺利,病情逐渐稳定。

现症见:左乳术区稍有胀痛,左肩偶疼痛,手足麻木,肌肉酸痛,吞咽梗阻感,伴干呕,稍乏力汗出,纳寐尚可,小便调,大便干结,近期体重稳定。舌质暗,舌体胖大,苔白,脉数。

西医诊断:左乳腺癌(Ⅳ期;HR 阳性,HER-2 阴性)。

中医诊断:乳岩——气阴两虚,瘀毒内结证。

治法:益气养阴,化瘀解毒。

处方:二至丸加减。药物组成:女贞子 15g,枸杞子 10g,巴戟天 10g,龟甲胶 10g,莪术 15g,甘草 5g,丝瓜络 10g,夏枯草 15g,半枝莲 30g,连翘 10g,牡蛎(3 包)10g,法半夏 10g,火麻仁 30g,石见穿 30g,土贝母 15g,砂仁 6g,竹茹 15g,全蝎超微(1 包)3g,党参片 15g,黄芪 30g,墨旱莲 15g,烫骨碎补 30g,凤仙透骨草 30g。

按语:本患者系左乳癌改良根治术后肺、肝、骨转移,曾多次放、化疗及内分泌治疗,中期配合中医药治疗,但因未坚持,病情恶化,后持续中西医结合治疗,病情逐渐稳定,随访至今已存活 8 年 7 个月余。患者乳中坚核,毒聚生瘀生痰,癌毒走窜,致肺、肝、骨转移,素体气阴亏虚,加之手术、放化疗进一步耗伤气阴,故见虚实夹杂之象。阴血不能滋养形体、筋脉,不荣则痛,故多处疼痛;血虚生风,则手足麻木;气虚卫外不固,肌表不固,腠理疏松,故易汗出;元气不足,脏腑功能减退,故乏力;阴血亏虚,肠道失于濡润,加之气虚推动乏力,故大便干结难解;瘀毒内结,气机不畅,故吞咽梗阻感;胃虚气机失于和降,则干呕。以益气养阴,化瘀解毒立法,予二至丸加减施治,方中党参、黄芪、砂仁、火麻仁、枸杞子、女贞子、龟甲胶、巴戟天、墨旱莲益气健脾、养血滋阴;莪术、全蝎等化瘀攻毒散结;半夏、竹茹化痰止呕;牡蛎、夏枯草、土贝母软坚化痰散结;半枝莲、连翘、石见穿清热解毒;患者有骨转移,加骨碎补补肾强骨,凤仙透骨草软坚透骨,丝瓜络通经活络;甘草调和诸药。从该患者治疗历程可看出,在西医抗肿瘤治疗过程中配合中医药治疗,扶正抗癌、增效减毒效果尤为可观,病情逐渐趋于稳定。中医药治疗在抗肿瘤治疗过程中,可增强患者体质,降低抗肿瘤药物毒副作用的伤害,使患者得以顺利完成治疗,延长了生存期,提高了生活质量。

验案五 右侧乳腺癌中西医协同治疗7年4个月余

曾某,女,71岁,2015年5月19日初诊。

主诉:右乳肿块综合治疗7年4月余。

诊疗经过:患者2014年发现右乳肿块,术前予以CTX+力朴素化疗4个周期,于2014年7月行右乳切除术,术后继续行2个周期化疗,后行放疗25次,放疗后持续予以内分泌治疗(阿那曲唑)。术后病检示:(右乳)浸润性小叶癌累及肌肉、乳头、乳头下方,切缘未见癌,右腋窝淋巴结可见癌(10/13)。免疫组化:ER(95%+),PR(30%),Ki-67(10%+),HER-2(0)。2015年5月19日首次于门诊行中药治疗,其后患者坚持服用中药。后定期复查提示病情稳定。2022年4月无明显诱因出现双眼视力受损,于湖南省某医院行CT、MRI提示颅脑占位。于2022年4月20日在湖南省某医院行颅脑深部病变切除术,术后病检（左侧额颞顶部）提示转移性乳腺癌。遂于 2022 年 8 月 9 日于湖南省中西医结合医院行颅脑转移灶姑息性放疗。PGTV：3.0Gy，16F；PCTV：3.0Gy，10F。其后行氟维司群内分泌治疗。

现症见：术区无特殊不适，偶有胸闷心痛，偶头晕头痛，口苦，纳寐可，大便不畅，小便余沥不尽。舌暗，苔薄白干，脉弱。

西医诊断：右乳浸润性小叶癌（pT4N3M0 ⅢC 期，Luminal A 型）。

中医诊断：乳岩——肝肾亏虚，瘀毒内结证。

治法：滋补肝肾，化瘀解毒。

处方：固本消岩方加减。药物组成：党参 15g，黄芪 30g，女贞子 15g，枸杞子 10g，巴戟天 10g，莪术 15g，土贝母 15g，半枝莲 30g，虎杖 15g，白花白花蛇舌草 30g，凤尾草 30g，牡蛎 30g，甘草 5g，法半夏 10g，丹参 15g，郁金 15g。15 剂，每日 1 剂，水煎，早晚温服。

2015 年 6 月 23 日复诊：术区无特殊不适，偶有胸闷心痛，无头晕头痛，无咳嗽咳痰，口稍苦，纳寐可，大便稍干，小便可。守上方，改党参为人参加强益气助阳之效；同时加用夏枯草、壁虎、漏芦增散结解毒、通乳络之力。

2021 年 12 月 13 日复诊：胸口闷，后头部胀痛，无头晕，食欲较前差，寐不安，梦多，余无特殊不适，二便调。

处方：固本消岩方加减。药物组成：党参 15g，黄芪 30g，女贞子 15g，枸杞子 10g，龟甲胶 10g，莪术 15g，石见穿 30g，半枝莲 30g，制壁虎 10g，石上柏 30g，炙甘草 6g，连翘 10g，预知子 15g，合欢皮 30g，首乌藤 30g，法半夏 10g，炒鸡内金 10g，丹参 15g，海螵蛸 15g。25 剂，每日1剂，水煎，早晚温服。

2022年8月25日末诊：患者头晕无头痛，视物模糊，两侧胁肋胀痛，无明显咳嗽咳痰，无气促，无口干口苦，纳可，夜寐安，大小便正常。近期体重增加2 kg。

处方：固本消岩方加减。药物组成：党参15g，黄芪30g，女贞子15g，龟甲胶10g，天麻10g，钩藤15g，全蝎6g，僵蚕15g，制壁虎10g，重楼10g，半枝莲30g，法半夏10g，炒鸡内金15g，龙葵30g，夏枯草15g，预知子15g，白术15g，玄参15g，地黄15g，麦冬15g，炒火麻仁30g，茯苓15g，首乌藤30g，百合20g。7剂，每日1剂，水煎，早晚温服。

按语：本患者为绝经期激素受体阳性的乳腺癌患者，分子分型为Luminal A型，术后腋窝淋巴结阳性，易复发转移。患者为老年女性，肝肾亏虚，抗癌力低下，邪毒乘虚而入，痰瘀毒结日久而成乳岩；经受手术、放化疗等多种抗癌治疗手段，导致肝肾两虚，气血双亏，肾虚则精髓空虚不能上承于脑，脑髓空虚。然本患者综合治疗后，余邪未尽，余毒未清，正气已虚无力抗邪，余毒伏邪易乘虚而入，致脑转移。以固本消岩方加减滋补肝肾、化瘀解毒。方中女贞子、枸杞子、龟甲胶、巴戟天补益肝肾；党参、黄芪健脾益气；夏枯草、牡蛎、法半夏化痰散结；莪术、土贝母、虎杖、丹参化瘀解毒散结；重楼、半枝莲、白花蛇舌草、凤尾草清热解毒；海螵蛸制酸和胃；郁金疏肝解郁；甘草调和诸药。临床随症加减，疗效颇佳。患者依从性较好，坚持服药7年余，2022年4月出现颅脑转移，然患者PS评分为0~1，可耐受手术及放疗，放疗后无特殊不适，现以中药治疗配合内分泌治疗，生活质量良好。

验案六 三阴性乳腺癌术后化疗后中医药维持治疗 5 年余

佘某,女,58 岁,2018 年 9 月 3 日初诊。

主诉:右乳肿块综合治疗 5 年余。

诊疗经过:患者 2017 年于外院行乳腺肿块切除术,术后病检示:(1)(右)乳腺浸润性导管癌(高分化,大小 2cm×1cm×0.8cm);(2)送检淋巴结未见癌转移;免疫组化:ER(-),PR(-),HER-2(-),ki-67(+,20%)。术后辅助化疗 8 个周期。

现症见:双下肢疼痛,活动后痛甚,背腰部疼痛,偶有咳嗽,气促,无胸闷胸痛,口干不苦,胃脘部疼痛不适,呃逆,无反酸,头晕,耳鸣,纳尚可,寐欠佳,二便调。舌淡,苔薄白,脉细。

西医诊断:右乳腺浸润性导管癌(pT1cN0M0 IA 期,三阴型)。

中医诊断:乳岩——肝肾亏损,瘀毒内结证。

治法:滋补肝肾,化瘀解毒。

处方:固本消岩方加减。药物组成:党参 15g,黄芪 30g,女贞子 20g,枸杞子 10g,巴戟天 10g,莪术 15g,蜜麻黄 10g,旋覆花 20g,苦杏仁 10g,半枝莲 30g,壁虎 10g,凤仙透骨草 30g,浙贝母 15g,大枣 10g,法半夏 10g,鸡内金 10g,丹参 15g,蜜款冬花 15g。15 剂,每日 1 剂,水煎,早晚温服。

2018 年 11 月 22 日复诊:乏力,自觉咽喉有异物感,左乳间歇性疼痛,偶有头痛,纳可,寐差,二便调。舌淡,苔薄白,脉沉细。守上方去浙贝母、旋覆花,加龟甲胶、黄精补益肝肾,厚朴行气消积。

2020年9月17日复诊：右上肢不肿，活动可，术区未诉特殊不适，大便时伴坠胀感，大便不成形，每日1次，头痛较前缓解，乏力，精神差，胃脘部偶有不适，纳可，寐差，入睡困难，易醒，小便正常。舌淡红，苔少，脉细。白细胞：2.31×10^9/L；血小板：90×10^9/L。守上方改党参为人参、加白术健脾补气，升提中气；加川芎活血行气，亦能治疗头痛。

2022年6月6日复诊：患者咳嗽，咳黄痰，咽痛，纳可，寐差，易醒，大便稀，每日1次，小便可。舌淡，苔少，脉细。患者咳嗽咳黄痰，继续上方合清金化痰方加减。

按语：该患者为三阴型乳腺癌，术后易出现复发及内脏转移。一诊时患者肢节及腰背部疼痛，治法以补肝肾为主，考虑患者偶有咳嗽、气促，加用蜜麻黄、蜜款冬花、苦杏仁、浙贝母宣肺化痰止咳，旋覆花入肺经，加用以降气化痰。后患者白细胞、血小板减少，遂改党参为人参，加白术等健脾益气。通过辨证论治，以滋补肝肾、化瘀解毒为法，予以固本消岩方随症加减治疗，在扶正的基础上加强解毒、化瘀、散结之功，养正积自消，防止肿瘤复发及转移。

验案七　Luminal A型乳腺癌中西医协同治疗5年6个月余

毛某，女，58岁，2017年9月18日初诊。

主诉：左侧乳腺肿块术后5年6个月余。

诊疗经过：患者于2016年8月中旬体检发现左乳有一鹌鹑蛋大小肿块，质地硬，无触痛，肿块周围无红肿、发热等表现，患者当时未予重视。后于2017年3月初在湖南省某医院行B超示：左乳低回声结节，性质待定，考虑Ca

可能；进一步行乳腺钼靶检查提示：（1）左乳外上象限占位，性质待定，考虑乳腺 Ca 可能性大；（2）左乳内上象限结节，性质待定，淋巴结？其他？请结合临床；3. 右乳腺轴斜位钼靶摄影未见异常。患者为进一步诊治，遂于 2017 年 3 月 15 日就诊于湖南省某医院，患者在该院行左乳肿块巴德针穿刺活检术，术后病检结果显示：（左乳肿块）中级别导管内癌，灶性浸润间质。遂于 2017 年 3 月 17 日在全麻下行左乳癌改良根治术，术后病检提示：左乳腺癌。后患者于 2017 年 3 月 22 日开始行 6 个周期的 PEC 方案（环磷酰胺 750mg ＋ 表柔比星 110mg ＋ 多西他赛 110mg）化疗，末次化疗时间为 2017 年 7 月 7 日，化疗结束后患者开始口服来曲唑内分泌治疗。2017 年 3 月 18 日病理检查结果示：乳腺切面有一 3cm×1.8cm×2cm 的肿块。镜下大部分为浸润性导管癌Ⅱ级，伴有神经内分泌分化（约 60%），部分为原位癌（约 40%）。乳头、乳头下及底切缘均未见癌。左腋窝淋巴结有癌转移（2/17）。免疫组化：ER（90%），PR（60%＋），cerbB－2（原位癌、浸润癌均为 0），E－cad（＋），P120（部分为膜＋，部分为浆），P53（40% 弱＋），CD56（－）。Syn（＋），CgA（小灶弱），S100（－），NSE（－），Ki67（20%）。2021 年 11 月 26 日肺部＋头部三维成像＋增强示：（1）左侧乳腺缺如呈术后改变，请结合临床；（2）右肺上叶小结节灶密度较前增高，增殖灶？转移？建议 3 个月复查；（3）左上肺炎性病变已吸收；现双侧胸膜未见增厚；（4）肝内多发囊肿；（5）甲状腺右叶改变，建议结合超声检查；（6）颅脑 CT 扫描未见明显异常。癌胚抗原测定（CEA），癌抗原 CA153，糖类 CA－125 抗原测定均未见明显异常。

2022年2月21日于门诊复诊，症见：咳嗽，咳少量黏痰，稍口干口苦，大便稀，每日2~3次，小便多，寐差，入睡困难，纳可。舌红，苔薄黄，脉细。

西医诊断：左乳腺癌（pT2N2M0 ⅡB期，Luminal A型）。

中医诊断：乳岩——肝肾亏虚，瘀毒内结证。

治法：补益肝肾，解毒散结。

处方：固本消岩方加减。药物组成：党参片15g，黄芪30g，女贞子15g，蜜紫菀15g，莪术10g，石见穿30g，半枝莲20g，全蝎超微（1包）3g，蜜枇杷叶15g，法半夏10g，夏枯草15g，石上柏30g，壁虎6g，蜜款冬花15g，燀苦杏仁10g，干鱼腥草30g，矮地茶15g。水煎，每日1剂，分早晚温服。

按语：患者年近六旬，正气渐虚，脏腑功能减退，乳腺癌的发生与肝肾两脏紧密相关。"女子以血为本，以肝为先天"，且"肝肾同源"。肝血虚则寐差，阴虚火旺则口干，舌红，脉细；因木火刑金，肺气上逆而见咳嗽咳痰；肝郁乘脾，脾失健运则大便稀，次数多；病久及肾，肾气虚则可见小便频多；肝经郁热，故见口苦，苔黄。病属虚实夹杂之候，辨证为肝肾亏虚，瘀毒内结证，以固本消岩方加减治疗。方中女贞子补益肝肾；党参、黄芪健脾益气；法半夏、莪术、全蝎、壁虎化痰行瘀、攻毒散结；石见穿、半枝莲、夏枯草、石上柏、鱼腥草清热解毒；蜜紫菀、蜜枇杷叶、蜜款冬花、苦杏仁、矮地茶润肺止咳、化痰平喘。

验案八 左乳腺癌术后骨转移中西医协同治疗5年5个月

廖某，女，55岁，2017年8月28日初诊。

主诉：左侧乳腺肿块术后5年5个月。

诊疗经过：患者2017年4月18日于外院行左乳癌（HR阳性，HER-2阴性）改良根治术，术后化疗6个周期，续口服阿那曲唑内分泌治疗。2017年8月28日起长期至门诊进行中医药调治，其间定期复查未发现复发转移，病情稳定3年余。2021年1月复查CT提示：胸骨及左侧1~3肋转移，续于外院更改西医治疗方案，采用CDK4/6抑制剂阿贝西利靶向联合氟维司群内分泌治疗，同时定期行唑来膦酸抗骨转移治疗，其间仍持续配合中药扶正抗癌，增效减毒，后病情稳定。2022年8月26日改内分泌治疗，口服依西美坦，至今骨转移未进展。

现症见：患者易疲劳，纳寐尚可，小便调，大便不成形，每日2~3次。舌淡紫，苔薄白，脉弦细。

西医诊断：左乳腺癌（Ⅳ期；HR阳性，HER-2阴性）。

中医诊断：乳岩——脾肾两虚，瘀毒内结证。

治法：补脾益肾，化瘀解毒。

处方：实脾消积方加减。药物加减：女贞子15g，枸杞子10g，龟甲胶10g，莪术15g，大枣10g，郁金15g，夏枯草15g，半枝莲30g，连翘10g，牡蛎30g，法半夏10g，石见穿30g，龙葵30g，全蝎超微3g，党参片15g，黄芪30g，烫骨碎补30g，凤仙透骨草30g，石上柏30g，鸡内金10g。

按语：本患者系左乳癌（HR阳性，HER-2阴性）改良根治术后出现骨转移，曾行多次化疗，续以中医药配合内分泌联合CDK4/6抑制剂治疗，随访至今5年5个月余，病情稳定。患者脾肾气虚，推动乏力，故易疲劳乏力；脾主运化，脾气虚弱，运化无力，水谷不化，故大便不成形；

肾主骨生髓，癌毒侵袭转移至骨，耗损肾精。综合舌脉，辨为脾肾两虚，瘀毒互结证，治以补脾益肾、化瘀解毒，以实脾消积方加减治疗。方中党参、黄芪、大枣、鸡内金益气健脾、消食化积，骨碎补、枸杞子、女贞子、龟甲胶补肾滋阴；凤仙透骨草、郁金、莪术、全蝎行气活血、攻毒散结；半夏、牡蛎化痰软坚散结；夏枯草、半枝莲、连翘、龙葵、石上柏、石见穿清热解毒活血。

验案九　右侧乳腺癌综合治疗 4 年 4 个月余

唐某，女，45 岁，2018 年 11 月 12 日初诊。

主诉：右乳肿块综合治疗 4 年 4 月余。

诊疗经过：患者于 2018 年 3 月体检时发现右乳 1 点方向有一大小约 25mm×25mm 的肿块，质硬，边界不清，活动度较差。前往湖南省某医院就诊，穿刺活检后病理诊断为：（右乳）非特殊性浸润性癌Ⅱ级。于 2018 年 3 月至 2018 年 4 月在该院行 2 个周期的 DC 方案新辅助化疗，于 2018 年 6 月 14 日行右侧乳癌根治术，术后病理诊断为：非特殊性浸润性癌Ⅱ级，未见明确的神经脉管侵犯，（右腋下淋巴结）未见癌转移，（上、下、内、外、底切缘）未见癌。免疫组化提示为 Luminal A 型。术后行 4 周期单 P 方案化疗，并予以去势治疗。同年 9 月复查考虑颈部淋巴结转移，遂于 2018 年 9 月 25 日至 2018 年 10 月 16 日行颈部放疗。放疗结束后患者于 2018 年 11 月 12 日前往湖南省中西医结合医院就诊，予以内分泌治疗联合中医药治疗。随访至今已有 4 年 4 个月余。

现症见：术区未诉不适，全身酸痛，胸口烦闷，口干，无活动后气促、口苦等不适，饮食可，夜寐差，盗汗，二便调。舌质暗红，苔薄白，脉细。

西医诊断：右乳恶性肿瘤（cT2N0M0 ⅡA 期，Ⅱ级，Luminal A 型）。

中医诊断：乳岩——气阴两虚，瘀毒内结证。

治法：益气养阴，化瘀解毒。

处方：生脉散加减。药物加减：黄芪30g，党参片15g，酒女贞子15g，仙鹤草10g，土鳖虫6g，法半夏10g，醋莪术10g，石见穿20g，重楼10g，半枝莲30g，连翘15g，夏枯草15g，牡蛎30g，预知子10g，首乌藤30g，石上柏30g，蒲公英15g，麦冬15g，五味子10g，甘草片5g，制壁虎10g，全蝎6g。

按语：该患者经历手术、化疗、内分泌治疗后邪气已伤大半，正气受损，但仍有余毒未清，伏于机体，伺机而动。患者因畏惧癌症复发转移，情绪焦躁，肝气不畅，失于疏泄，则见烦闷不舒。《素问·生气通天论》记载："阴平阳秘，精神乃治，阴阳离决，精气乃绝。"多种内外因素均会导致阴阳失衡。当患者因情志不调出现自身脏腑功能失调（内因），六气转化为六淫（外因），导致气血津液代谢紊乱，阴阳稳态被打破，再次出现肿瘤适宜土壤，蛰伏癌毒旁窜致颈部淋巴结转移。患者多次化疗，而化疗药物的毒副作用属于中医学"药邪"范畴，其性属热，日久伤阴，加之手术中气血大伤，脉中血少，不能化为津液，因而致津液不足，出现口干；盗汗，故阴虚生内热。综合舌脉，辨为气阴两虚，瘀毒内结证，以生脉散加减治疗。方中以党参为君，补气培本，加入麦冬、五味子养阴益气。《血证论》言："气、水本一家。"麦冬、党参、女贞子滋阴之品可使补气之源不绝，配合五味子收敛止汗，辅以黄芪能更好地发挥补气作用,且养阴可治虚热,缓解盗汗。佐以蒲公英、半枝莲、连翘、重楼、石见穿、夏枯草清热解毒;石上柏、莪术、仙鹤草、牡蛎等化瘀软坚散结;法半夏化痰散结;预知子疏肝理气;首乌藤养血安神;甘草调和诸药;乳腺癌患者多久病入络,虫类药物性善走窜,具有搜风逐瘀通络之功,故用土鳖虫、全蝎、壁虎攻毒散结。全方共达益气养阴,化瘀解毒之效。

验案十　乳腺癌术后中西医协同治疗5年3个月

杜某,女,56岁,2018年6月20日初诊。

主诉:右乳肿块综合治疗5年3个月。

诊疗经过:患者于2017年6月偶然扪及右乳肿块,遂至外院检查提示恶性肿瘤可能性大。行穿刺活检提示浸润性导管癌,于2017年6月27日行右乳肿块切除术,术后病检提示:浸润性导管癌,肿块大小2.5cm×2cm×1.2cm,腋下淋巴结2/20可见癌转移。术后行6个周期的化疗,口服阿那曲唑内分泌治疗。患者为求中药治疗至门诊就诊。

现症见:术区刺痛,乏力,口干,右上肢活动稍受限,精神可,纳一般,寐可,二便调。舌质暗,苔薄白,脉细。

西医诊断:右乳腺浸润性导管癌(pT2N1M0 ⅡB期)。

中医诊断:乳岩——气阴两虚,痰瘀毒结证。

治法:益气养阴,化瘀解毒。

处方:香砂六君子汤加减。药物组成:黄芪30g,党参15g,白术10g,茯苓10g,土贝母10g,夏枯草15g,重楼10g,瓜蒌皮15g,山慈菇10g,木香10g,砂仁10g,南沙参15g,桑枝15g,玄参15g,天花粉10g。15剂,每日1剂,水煎,分2次温服,嘱患者继续口服阿那曲唑内分泌治疗。

二诊：患者精神可，右术区疼痛减轻，稍有咳嗽咳痰，无口干口苦，乏力好转，纳寐可，二便调。舌淡红，苔薄白，脉细，尺脉弱。前方去土贝母、夏枯草、木香、砂仁、瓜蒌皮，加枸杞子10g、女贞子15g、浙贝母10g、法半夏10g。30剂。

三诊：患者精神可，稍乏力，纳食可，二便调，舌红，苔薄白，脉细数。前方去山慈姑、天花粉。30剂。

按语：患者年过五十，肝肾阴虚，气虚不运，乳络瘀阻，痰湿内生，痰瘀搏结日久酿生癌毒，癌毒与日瘀胶结而蕴阻于乳络，夺宿主之精微以自养，癌毒愈盛，成损愈损，此为癌毒致虚。癌毒侵袭乳络，耗损气阴，气血运行不畅，加重瘀阻，如此恶性循环。《本草求真》载黄芪为"补气诸药之最"。《本草正义》记载："党参力能补脾养胃……则健脾运而不燥。"故方中用党参、黄芪补气养阴。患者乏力，佐以白术、茯苓健脾益气。"结者散之"，加土贝母、夏枯草、重楼、山慈姑清热解毒、化痰散结；瓜蒌皮、木香、砂仁理气止痛；患者口干，加南沙参、天花粉益胃生津，玄参滋阴清热；患者左上肢活动差，用桑枝利关节。二诊时患者术区疼痛减轻，乏力缓解，稍有咳嗽咳痰，前方去土贝母、夏枯草、木香、砂仁、瓜蒌皮，加女贞子、枸杞子，二者强于补肝肾之阴、滋养肝肾，再加浙贝母、法半夏化痰散结。三诊时患者诸症明显减轻，故去山慈姑、天花粉。

验案十一　Luminal B型乳腺癌综合治疗5年3个月

王某，女，31岁，2019年10月22日初诊。

主诉：发现左乳肿块 5 年 3 个月。

诊疗经过：患者自诉 2015 年 12 月扪及左乳一花生米大小肿块，无任何不适，未引起重视。2017 年 9 月自觉肿块增大，增大速度快，至当地医院检查考虑 Ca 可能性大，遂 2017 年 12 月于外院行穿刺活检，病理回报示：乳腺浸润性导管癌（Ⅱ级），免疫组化：ER（75%+）、PR（70%）、AR（25%+），P120（膜+）、E-cad（+）、C-erB-2（1+）、Ki67（35%）、P63（-）、calponin（-）、CK（-）。患者多次于外院行 EC 方案序贯 T 方案化疗，之后服托瑞米芬内分泌治疗。2019 年 1 月患者因眼眶胀痛伴视力下降于湖南省某医院行眼眶+视神经 MR+增强示：右额颞碟骨及周围软组织内异常信号，考虑富血供肿瘤性病变，转移瘤可能性大。

初诊：患者右侧眼眶胀痛，视物模糊，肩部、肘部、腰背部疼痛，双下肢乏力，舌根部麻木感，纳寐差，二便调，近期体重无下降。舌质淡红，苔薄白，脉细。

西医诊断：左乳腺浸润性导管癌（Ⅱ级，Luminal B 型）。

中医诊断：乳岩——肝肾亏虚，瘀毒内结证。

治法：补益肝肾，化瘀解毒。

处方：固本消岩方加减。药物组成：党参 15g，黄芪 30g，白术 15g，女贞子 15g，茯苓 30g，鸡血藤 30g，菝葜 30g，骨碎补 30g，凤仙透骨草 30g，法半夏 10g，莪术 10g，壁虎 10g，土鳖虫 6g，石见穿 30g，重楼 10g，半枝莲 30g，白英 30g，全蝎 6g，僵蚕 15g，生牡蛎 30g，夏枯草 15g，甘草 5g。21 剂，水煎，每日 1 剂，分早晚温服。

二诊：肩部胀痛减轻，右眼眶痛，视物模糊，腰背部无明显疼痛，双下肢稍乏力，舌根麻木，无头晕疼痛，纳寐差，二便调。前方去菝葜、骨碎补、凤仙透骨草、莪术、石见穿，加白花蛇舌草30g、墨旱莲15g、砂仁6g、海螵蛸10g。30剂，水煎，每日1剂，分早晚温服。

三诊：患者纳食可，寐可，肩部、腰部仍有疼痛。前方加骨碎补30g、枸杞子15g、巴戟天10g。21剂，水煎，每日1剂，分早晚温服。

按语：患者情志不遂，肝气郁结，又行化疗，耗损肝肾气阴，伏毒转化，酿生癌毒，癌毒致虚，致使全身正气进一步亏虚，故见乏力，瘀、毒、痰、湿等病理产物代谢异常，气滞血瘀，不通则痛，故见肩部、腰背部疼痛。癌毒侵袭，阴阳失调，阳不入阴，加至情志不遂，故夜寐不佳。因此，治疗以纠正全身虚态，结合行气活血止痛，调和营卫打靶治疗。方用固本消岩方加减。方中党参、黄芪、白术、女贞子、茯苓健脾益肾、益气生血，纠正虚态，提高机体抗癌能力；石见穿、重楼、半枝莲、白英、全蝎、僵蚕、夏枯草、白花蛇舌草、莪术、壁虎、土鳖虫有清热解毒、软坚散结之功；砂仁行气理脾；半夏、牡蛎化痰散结；骨碎补、凤仙透骨草、鸡血藤、菝葜续筋接骨、通络止痛；甘草调和诸药。态靶结合，全层管理，全面康复。

验案十二 乳腺癌复发患者术后化疗后中医药维持治疗4年8个月余

刘某，女，35岁，2018年1月12日初诊。

主诉：右乳肿块综合治疗12年，再发左乳肿块4年8个月余。

诊疗经过：患者于2009年发现右乳肿块，行右乳保乳术并配合放化疗（具体方案不详），2017年5月发现左乳肿块，2017年10月行手术切除并化疗6个周期。左乳病检示：（左乳）非特殊类型，浸润性癌，组织学分级Ⅲ级，免疫组化：ER（-），PR（-），HER-2（0），ki-67（约70%+）。现口服卡培他滨化疗。2019年3月复查彩超示：右乳外下象限瘢痕下方卵圆形异常密度灶，BI-RADS3级；术区瘢痕内侧点状强化灶，BI-RADS3级。2019年12月复查CT示：（1）右乳外下象限钙化结节基本同前；（2）左上肺上舌段微小结节同前；（3）右中、上肺炎症较前吸收减少；（4）右侧前胸膜增厚，粘连较前稍减轻。

2018年1月12日初诊：左乳术区红肿疼痛，右乳无特殊不适，夜间自觉发热，无口干口苦，纳寐可，二便调。舌暗，苔薄白，脉细。

西医诊断：1. 左乳浸润性癌（Ⅲ级，三阴型）；2. 右乳保乳术后放化疗后。

中医诊断：乳岩——肝肾阴虚，瘀毒互结证。

治法：滋养肝肾，化瘀解毒。

方药：固本消岩方加减：党参10g，黄芪30g，女贞子15g，枸杞子10g，龟甲胶10g，莪术10g，夏枯草15g，蒲公英15g，野菊花10g，半枝莲30g，白英30g，重楼10g，生牡蛎30g，甘草5g，法半夏6g。21剂，每日1剂，水煎，早晚温服。

2021年4月复诊：左侧术区无明显不适，左侧上肢轻度浮肿，无活动受限，寐欠佳，易醒，梦多，纳可，二便调。舌红，苔薄白，脉数。

处方：固本消岩方加减。药物组成：党参15g，黄芪30g，女贞子15g，枸杞子10g，龟甲胶10g，莪术10g，土贝母 10g，半枝莲 30g，重楼 10g，甘草 5g，法半夏 6g，石见穿 30g，夏枯草 15g，连翘 10g，鸡内金 10g，茯神 15g，合欢花 6g。30 剂，每日 1 剂，水煎，早晚温服。

2021 年 9 月 16 日复诊：双乳区无不适，左前臂肿胀感，寐欠佳，纳可，二便调。舌淡，苔薄白，脉细。守上方加减。

按语：本患者为三阴型乳腺癌综合治疗后，配合中医药减毒增效、维持治疗，随访至今 4 年 8 个月余，病情稳定。三阴型乳腺癌是一种特殊类型的乳腺癌，指雌激素受体（ER）、孕激素受体（PR）、和人类表皮生长因子受体 2（HER-2）均不表达的乳腺癌。患者素体肝肾亏虚，发病较早，右乳腺癌术后放化疗后余邪潜伏体内，邪毒侵袭于皮肤腠理分肉之间，余邪沿经络窜行，脉络受阻，血瘀气滞与邪毒蕴结，导致左侧乳房癌肿再发，肝肾之阴耗损更甚。四诊合参，本病例辨为肝肾阴虚，瘀毒互结证，属本虚标实之证，预后不良。予固本消岩方加减治疗。方中女贞子、枸杞子、龟甲胶补益肝肾；党参、黄芪等健脾益气；生牡蛎、法半夏化痰散结；莪术、土贝母化瘀解毒散结；重楼、半枝莲、蒲公英、野菊花、白英、夏枯草清热解毒；甘草调和诸药。此患者三阴乳腺癌术、放化疗后，患者依从性好，坚持服药，生活质量良好，未见复发和转移。

验案十三　右侧乳腺癌中西医协同治疗 4 年 8 个月余

李某，女，48 岁，2019 年 10 月初诊。

主诉：发现右侧乳房肿块 4 年 8 个月余。

诊疗经过：患者 2019 年发现右侧乳房肿块，至外院行乳腺肿块切除术，考虑乳腺癌（三阴型）。术后行放疗 24

次，化疗6次后，口服他莫昔芬维持治疗。为求进一步中西医协同治疗就诊于湖南省中西医结合医院。后患者继续坚持服用他莫昔芬配合中药维持治疗，于2022年6月14日复查CT：1. 右乳癌术后改变大致同前；右上、中肺少许慢性炎症病变同前；2. 肝S2段强化小结节现平扫显示不清；3. 右侧附件区囊性灶大致同前。相关检验结果：CEA 4.23NG/ml，CA-125 20.20U/ml，CA-199＜2.00U/ml。提示患者病情平稳，未见复发转移。于2023年12月停他莫昔芬口服，改为口服来曲唑内分泌治疗。

现症见：乏力较前明显改善，无明显口干口苦，关节疼痛，夜寐欠佳，易醒，纳可，二便调。舌淡红，舌尖分岔，苔薄白，脉数。

西医诊断：右侧乳腺癌（三阴型）。

中医诊断：乳岩——肝肾亏虚，瘀毒内结证。

治法：滋补肝肾，化瘀解毒。

方药：固本消岩方加减。药物组成：女贞子15g，淫羊藿10g，莪术15g，夏枯草15g，半枝莲30g，甘草片5g，党参片15g，黄芪30g，法半夏10g，石见穿30g，壁虎10g，首乌藤30g，全蝎超微6g，预知子15g，郁金15g，牡蛎30g，牛膝30g，合欢皮30g，石上柏30g，鸡血藤30g。＊10副，日一副，水煎服，分两次服。

按语：本患者为乳腺癌术后放化疗后，维持中医药配合内分泌治疗，病情稳定，未见明显复发转移，随访至今已4年8月余。乳腺癌的发生与肝肾两脏紧密相关："女子以肝为先天以血为本"，且"肝肾同源"。结合患者舌脉，辩证为乳岩——肝肾亏虚，瘀毒内结。以女贞子、淫羊藿补益肝肾，党参、黄芪健脾益气，以后天之气补先天之精，并提高机体抗癌能力；夏枯草、莪术、全蝎、壁虎化痰攻毒散结；法半夏、牡蛎化痰散结；石见穿、半枝莲、夏枯草、石上柏清热解毒；预知子、合欢皮疏肝行气，解郁安神；牛膝补肝肾，强筋骨；鸡血藤活血通络；首乌藤养心安神；甘草调和诸药。患者目前生活质量良好，未见复发和转移。

验案十四　乳腺浸润性导管癌中西医协同治疗 10 年

陈某，女，65 岁，2013 年 12 月初诊。

主诉：发现右乳肿块 10 年。

诊疗经过：患者 2013 年 10 月 29 日发现右乳肿块至湖南省某医院右乳肿块穿刺活检病理：考虑导管浸润性癌，大致Ⅱ级。特检结果：ER（－），PR（－），CerbB－2（2＋），P63（－），CK5/6（－），EGFR（－），Ki－67（约40%）；FISH：HER－2 阳性。该院行 AC 方案化疗，因患者难以耐受拒绝再次化疗，转而求助中医药治疗入住湖南省中西医结合医院肿瘤科，予以局部放疗，联合中医药减毒增效治疗，病情趋稳定。2015 年 3 月 27 日 CT 示：1. 右乳内下象限占位性病变：考虑乳腺癌；2. 右上肺、中肺条片状高密度灶：考虑炎性病灶。预后一直坚持中医药治疗，病情稳定。既往有糖尿病、中风史、高血压、颈椎病、双眼青光眼、白内障手术史。

此次复查症见：胸前肿块隐痛，颈背疼痛，双下肢乏力，无手足麻木，视物模糊，口干，纳少，睡眠欠佳，大便干，夜尿频。舌暗红，苔黄腻，脉细弦。

西医诊断：右乳腺浸润性导管癌［Ⅱ级，HER－2 阳性（HR 阴性）］。

中医诊断：乳岩——气阴两虚，痰瘀毒结证。

治法：健脾补肾，化瘀解毒。

方药：六君子汤加减。药物组成：白参10g，黄芪30g，白术15g，女贞子15g，天花粉15g，枸杞子10g，巴戟天10g，当归10g，鸡内金10g，山楂15g，夏枯草15g，浙贝母10g，生牡蛎30g，法半夏10g，陈皮10g，莪术15g，留行子10g，土鳖虫6g，壁虎10g，重楼10g，半枝莲30g，白花蛇舌草30g，石见穿30g，甘草5g。水煎，日一剂，早晚分服。

按语：本患者为乳腺浸润性导管癌，放疗联合中医药减毒增效、维持治疗，随访至今，病情稳定。患者年逾六旬，抗癌力低下，邪毒乘虚而入，痰瘀毒结日久而成乳腺肿块；综合舌脉，本病辨为气阴两虚，痰瘀毒结证，属本虚标实证，为癌，预后不良。予以六君子汤加减，方中以白参、黄芪、白术、当归、女贞子、枸杞子、巴戟天、天花粉等健脾补肾，益气养阴；鸡内金、山楂等消食开胃；夏枯草、浙贝母、生牡蛎等解毒散结；法半夏、陈皮等化痰散结；莪术、留行子、土鳖虫、壁虎等化瘀散结；重楼、半枝莲、白花蛇舌草、石见穿等清热解毒；甘草调和诸药。

验案十五　乳腺癌中西医协同治疗至今3年余

黄某，女，34岁，2020年12月初诊。

主诉：发现右侧乳腺肿块病术后化疗后3年余，复发后综合治疗2年余。

诊疗经过：患者于2020年6月发现右侧乳腺肿块，入院后完善相关检查考虑乳腺癌，后行改良根治术，术后诊断为右乳浸润性导管癌，ER（-），PR（-），HER-2

(2+)，予 AC－T 方案化疗 8 周期。2021 年 11 月 24 日患者发现右侧胸壁术区出现新生结节，复诊考虑乳腺癌复发，于 2021 年 11 月 30 日再行肿块切除术，后同步放化疗，目前化疗方案：艾立布林 2mg 静滴 d1、8＋卡培他滨片 1500mg 口服 bid d1－14。患者自 2020 年 12 月一直服用中医药治疗，目前状况尚稳定。

现症见：患者精神状态尚可，无乳房胀痛，术口稍有疼痛，较前缓解，无恶寒发热，反酸，纳差，寐一般，易醒，大便偏稀，小便频，近日复查白细胞偏低。

西医诊断：右乳浸润性导管癌 [HER－2 阳性（HR 阴性）]。

中医诊断：乳岩——脾肾亏虚，痰瘀毒结证。

治法：健脾补肾，散结解毒。

方药：实脾消积方加减。药物组成：黄芪 30g，酒女贞子 15g，连翘 10g，法半夏 10g，醋莪术 10g，半枝莲 30g，石见穿 30g，炙淫羊藿 10g，预知子 15g，郁金 15g，鸡血藤 30g，枸杞子 15g，大枣 10g，海螵蛸 15g，炒鸡内金 10g，石上柏 30g，人参片 10g，仙鹤草 30g，首乌藤 30g，盐补骨脂 15g，龙葵 30g。水煎，日一剂，分早晚温服。

按语：患者素体脾肾亏虚，运化无权，气化失职，痰湿不化，聚于乳腺，久则聚毒成瘀，瘀毒互结，乃成岩瘤。患者久病，癌毒致脾气更虚，脾失健运，故大便偏稀，纳差；脾胃升降失职，胃气上逆，则反酸；肾为先天之本，生髓主骨，脾为后天之本，运化水谷以生气血，脾肾亏虚，无力化精生髓，骨髓空虚，故白细胞偏低；肾主水，司二便，肾气亏损，肾精不足，导致膀胱气化无力，故尿频，结合舌脉象，属脾肾亏虚，痰瘀毒结之证，以人参、黄芪、大枣健脾益气，女贞子、枸杞子、淫羊藿、补骨脂调补肾之阴阳，仙鹤草解毒补虚，莪术化瘀散结，石见穿、半枝莲、石上柏、龙葵、连翘清热解毒，法半夏化痰散结，海螵蛸收敛制酸，鸡内金消食开胃，预知子、郁金疏肝行气，解郁安神，鸡血藤活血通络，首乌藤养心安神。诸药合用，共奏健脾补肾，散结解毒之功效。

验案十六　乳腺癌术后复发伴肝、骨转移综合治疗10年

石某，女，44岁，2012年11月初诊。

主诉：左乳肿块切除术后9年，右乳肿块综合治疗14年。

诊疗经过：患者2003年行左乳癌切除术，2008年行右乳癌切除术，术后病理检查（2008.7.3 湖南某医院）：（右乳）浸润性导管癌Ⅱ～Ⅲ级，肿块大小2.8cm×2cm×2cm，免疫组化：ER（+），PR（+），HER-2（±）。续后内分泌治疗维持。2012年8月23日因全身骨痛至湖南某医院SPECT示：全身多发性骨代谢活跃，考虑多发性骨转移；彩超示：双乳全切术后，右侧胸壁低回声肿块，性质待定，肝内多个低回声结节，考虑转移癌，胆囊切除术后，宫内节育器位置下移；Fish基因检测（2012.10.31 湖南某医院）：Her-2阴性。为求中西医结合治疗入住湖南省中西医结合医院肿瘤科，先后行全身化疗5周期（吉西他滨1.4gd1，8，卡铂400mgd1），唑来膦酸抗骨转移，续后以托瑞米芬片内分泌治疗，联合中医药减毒增效治疗，病情好转。2012年12月10日复查CT结果示：1. 双乳缺如，呈术后改变；2. 右中上肺多发小结节，与老片比较无明显变化；3. 肝脏多发转移结节复查，病灶较前好转（较大者约 25cm×30mm）；4. 胸腰椎多发骨转移。2013 年 8 月 30 日彩超示：脂肪肝声像并肝内多发实质性占位，大小同前。子宫增大。子宫肌壁内实质性光团：肌瘤？腺肌瘤？宫内膜增厚，请结合临床。

此次复查症见：神清，精神可，阴道无出血，无胸闷心慌，无胸痛，无手心发热，无心慌心悸，无潮热盗汗，纳可，寐安，二便调。舌淡红，苔白，脉弦细。

西医诊断：1. 右乳腺浸润性导管癌（pT2N0M1 Ⅳ 期，Ⅱ～Ⅲ级，Luminal 型）2. 左乳癌术后。

中医诊断：乳岩——肝肾亏虚，痰瘀毒结证。

治法：补益肝肾，化瘀解毒。

方药：固本消岩方加减。药物组成：白参 10g，黄芪 30g，女贞子 15g，枸杞子 10g，巴戟天 10g，仙灵脾 10g，当归 10g，骨碎补 30g，补骨脂 10g，夏枯草 15g，浙贝母 10g，生牡蛎 30g，法半夏 10g，陈皮 10g，莪术 15g，土鳖虫 6g，壁虎 10g，重楼 10g，半枝莲 30g，白花蛇舌草 30g，石见穿 30g，甘草 5g。水煎，日一剂，早晚分服。

按语：本患者为乳腺浸润性导管癌术后化疗后并肝转移、骨转移，行多程化疗和托瑞米芬内分泌治疗，联合中医药减毒增效治疗。患者年近中年，肝肾亏虚，邪毒乘虚而入，痰瘀毒结日久而成乳腺肿块；加上手术后进一步损伤正气，癌毒未清而致复发；瘀毒走窜于肝、骨，故现肝转移、骨转移；综合舌脉，本病辨为肝肾亏虚，痰瘀毒结证，属本虚标实证，为癌，预后不良。予以固本消岩方加减，方中以白参、黄芪、当归、女贞子、枸杞子、巴戟天、仙灵脾、骨碎补、补骨脂等补益肝肾，益气养血；浙贝母、生牡蛎、法半夏、陈皮等化痰散结；莪术、土鳖虫、壁虎等活血化瘀，解毒散结；夏枯草、重楼、半枝莲、白花蛇舌草、石见穿等清热解毒；甘草调和诸药。

验案十七　三阴型乳腺癌综合治疗至今1年5月余

于某，女，70岁，2022年7月17日初诊。

主诉：发现右乳腺肿块1年5个月余。

诊疗经过：患者自诉2022年1月10日自查时触及右乳肿物，遂就诊于湖南省某医院，完善检查（具体不详）提示右乳恶性肿瘤，于2022年1月13日在局麻下行右乳腺肿块麦默通微创旋切术，术中快速切片证实为（右乳肿块MMT标本）乳腺导管原位癌，灶性考虑伴间质浸润。于2022年1月14日在静吸全麻下行右乳腺癌肿块广泛切除（保乳根治术）+腋窝前哨淋巴结探查术，快速病检示前哨淋巴结未见癌转移（0/4）。右乳腺癌肿块广泛切除标本各切缘未见癌。脉管内未见术后病理示：（右乳肿块MMT标本）乳腺非特殊型浸润性癌Ⅱ级，伴大汗腺分化。周围可见中级别导管内癌成分。免疫组化：1、2号：CK5/6、P63、Calponin（示肌上皮灶性丢失）。2号：C－erbB－2（2＋），ER（－），PR（－），Ki－67（＋20%），AR（2＋30%）。13号：ER（－），PR（－），P120（膜＋），P53（2＋80%），C－erbB－2（2＋），E－cadherin（＋），Ki67（＋30%），AR（2＋，80%），CK5/6（－），EGFR（＋），P63、Calponin（示肌上皮缺失）。2022年4月1日完善FISH试验结果示阴性。术后行AC－T方案化疗8周期，具体用药：吡柔比星＋环磷酰胺4周期序贯紫杉醇酯质体4周期，末次化疗时间2022年6月30日。2022年7

月 17 日患者为求进一步中西医结合治疗就诊于湖南省中西医结合医院，于 2022 年 7 月 20 日行保乳术后放疗，放疗计划：PCTV50Gy/2.0Gy/25f，PGTV10Gy/2.0Gy/5f，予放射治疗的适时监控；放疗后予序贯卡培他滨 0.5gbid 口服节拍化疗。2022 年 12 月 21 日患者因咳嗽、胸部憋闷，再次至湖南省中西医结合医院肿瘤科治疗，予抗感染等对症支持治疗后病情好转出院。于 2023 年 2 月 7 日（带）卡培他滨片（艾滨）d1-14，q21d1 片口服 Bid（早晚餐后半小时）节拍化疗，5 月初提重物时扭伤腰部，2023 年 6 月 5 日于湖南省某医院完善 ECT 示：胸 9 椎骨放射性异常增浓，性质待定。既往有高血压病史，最高收缩压 170+mmHg，规律服用苯磺酸氨氯地平、美托洛尔、阿托伐他汀控制病情。2019 年于成都当地医院行胆囊切除术。

现症见：偶嗳气，腹胀，无腹痛，咳嗽好转，咳少量白痰，痰中无血丝，腰背痛，无胸闷气促，右乳轻微触痛，无右上肢疼痛、水肿及活动受限，稍乏力，活动后汗出，精神可，纳食可，夜寐欠安，睡后易醒，二便调，近期体重减轻 1 kg。舌质暗红，苔白腻，脉细数。

西医诊断：右乳浸润性导管癌（Ⅱ级，三阴型）。

中医诊断：乳岩——肝肾亏虚，痰瘀毒结证。

治法：补益肝肾，化瘀解毒。

方药：固本消岩方加减。药物组成：女贞子 15g，枸杞子 10g，巴戟天 10g，淫羊藿 15g，莪术 15g，甘草片 5g，红景天 15g，桑白皮 15g，半枝莲 30g，牡蛎 30g，法半夏 10g，石见穿 30g，全蝎 6g，明党参 15g，黄芪 50g，郁金 10g，六神曲 30g，烫骨碎补 15g，当归 15g，凤仙透骨草 15g，蜜款冬花 15g，矮地茶 20g，醋延胡索 10g。

按语：患者老年女性，年老阴耗，因癌毒侵袭，且接受手术、化疗、放疗等耗损精气血津液，阴气受损，肾阴为全身阴气之根本，久病及肾，且肝肾同源，日久则母病及子，肝肾之阴俱损，纵观舌脉，辨证当属肝郁脾虚、痰瘀毒结证。予固本消岩方加减，方中以女贞子、枸杞子、巴戟天、淫羊藿、党参、黄芪、骨碎补补益肝肾、益气固本；以莪术、法半夏、郁金、神曲、当归、延胡索疏肝和胃、理气和血；以红景天、桑白皮、款冬花、矮地茶化痰降气、平喘止咳；以半枝莲、牡蛎、石见穿、全蝎、凤仙透骨草解毒攻毒、软坚散结；以甘草调和诸药。

验案十八 左侧乳腺癌综合治疗至今 1 年 5 月余

黄某，女，44 岁，2023 年 1 月 03 日初诊。

主诉：发现左乳肿块 1 年 5 月余。

诊疗经过：患者自述 2020 年 10 月体检时发现左乳结节，一直定期复查，2022 年 9 月自行扪及左侧腋窝肿块，遂至广东省某医院就诊，行穿刺活检，提示：左乳浸润性癌。左腋下淋巴结转移性癌。遂在该院 4 次住院，行 TEC 方案化疗 4 周期，2023.01.03、2023.01.28 于湖南省中西医结合医院肿瘤科住院，予 TAC 方案化疗一周期，后患者为求手术治疗转至湖南省某院就诊，并于 2023.02.28 行左乳腺改良根治术，术后恢复可。于 2023 年 3 月再次于湖南省中西医结合医院住院，2023.04.03 开始行放疗，放疗计划如下：PCTV50Gy/2Gy/25F，射野数：7，并配合曲妥珠单抗（赫赛汀）靶向治疗，其间予对症治疗，患者治疗完成后出院。其后多次住院行曲妥珠单抗靶向治疗配合内分泌、去势及中医药治疗。既往有"子宫肌瘤、卵巢囊肿"

病史，既往血压高，SBP：170mmHg，规律服用苯磺酸左氨氯地平片降压。

现症见：稍感头晕头痛，无胸闷气促，无咳嗽咳痰，无腹痛腹胀，无自汗盗汗、精神可，食纳可，夜寐可，二便调。舌质淡红，苔薄白，脉弦。

西医诊断：左乳浸润性乳腺癌［HER-2 阳性（HR 阳性）］。

中医诊断：乳岩——肝郁脾虚，痰瘀毒结证。

治法：疏肝健脾，化瘀解毒。

方药：六君子汤加减。药物组成：太子参15g，白术15g，茯苓15g，法半夏10g，砂仁6g，黄芪30g，酒女贞子15g，墨旱莲15g，郁金15g，白花蛇舌草25g，半枝莲25g，制壁虎10g，重楼10g，甘草片6g，牡蛎30g，夏枯草15g，猫爪草15g，预知子10g。*15剂，水煎服，日一剂，分两次服。

按语：患者中年女性，既往工作生活压力较大，肝气郁结，木郁乘脾，气机失调，痰瘀毒结，聚集乳腺，日久化瘀成瘤，故见肿块。综合患者症状体征及舌脉，中医辨为"肝郁脾虚，痰瘀毒结证"，治以疏肝健脾，化瘀解毒，予六君子汤加减。方中以太子参、白术、茯苓、砂仁、黄芪、女贞子、墨旱莲益气健脾，固本培元，以郁金、预知子疏肝解郁，以壁虎、法半夏、牡蛎化痰散结，以白花蛇舌草、半枝莲、重楼、夏枯草、猫爪草清热解毒，以甘草调和诸药。

附录二　中医特色疗法

方法一　八段锦

八段锦是中医导引学之一,有很多流派,有坐式的也有站式的,起源应早于宋代,创编人尚无定论。八段锦由八个动作组成,"锦"的意思为锦帛、丝锦,意喻本套功法的特色如丝锦般连绵不断,是一套完整的健身功法。八段锦功法的动作特点:柔和缓慢,圆活连贯;松紧结合,动静相兼;神与形合,气寓其中。

(1) 第一式:两手托天理三焦

两脚平行开立,与肩同宽。两臂徐徐分别自左右身侧向上高举过头,十指交叉,翻转掌心极力向上托,使两臂充分伸展,恰似伸懒腰状。同时缓缓抬头上观,要有擎天柱地的神态,此时缓缓吸气。翻转掌心朝下,在身前正落至胸高时,随落随翻转掌心再朝上,微低头,眼随手运。同进配以缓缓呼气。如此两掌上托下落,练习4~8次。

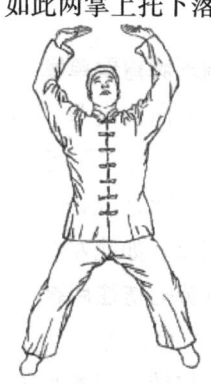

图1　两手托天理三焦

注:图片来源于中国中医药出版社"十三五"创新教材《中医导引学》

(2) 第二式：左右开弓似射雕

两脚平行开立，略宽于肩，成马步站式。上体正直，两臂平屈于胸前，左臂在上，右臂在下。手握拳，食指与拇指呈八字形撑开，左手缓缓向左平推，左臂展直，同时右臂屈肘向右拉回，右拳停于右肋前，拳心朝上，如拉弓状。眼看左手。与动作1、2相同，唯左右相反，如此左右各开弓4~8次。

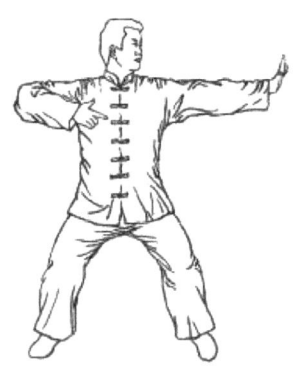

图2 左右开弓似射雕

注：图片来源于中国中医药出版社"十三五"创新教材《中医导引学》

(3) 第三式：调理脾胃臂单举

左手自身前成竖掌向上高举，继而翻掌上撑，指尖向右，同时右掌心向下按，指尖朝前。左手俯掌在身前下落，同时引气血下行，全身随之放松，恢复自然薄立。与动作1、2相同，唯左右相反。如此左右手交替上举各4~8次。

(4) 第四式：五劳七伤往后瞧

两脚平行开立，与肩同宽。两臂自然下垂或叉腰。头颈带动脊柱缓缓向左拧转，眼看后方，同时配合吸气。头颈带动脊柱徐徐向右转，恢复前平视。同时配合呼气，全身放松。与动作1、2相同，唯左右相反。如此左右后瞧各

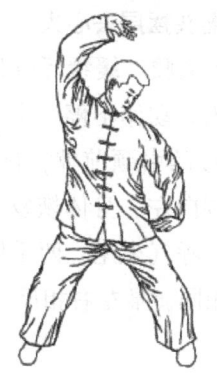

图3 调理脾胃臂单举

注：图片来源于中国中医药出版社"十三五"创新教材《中医导引学》

4~8次。

　　五劳是指心、肝、脾、肺、肾，因劳逸不当，活动失调而引起的五脏受损。七伤指喜、怒、思、忧、悲、恐、惊等情绪对内脏的伤害。

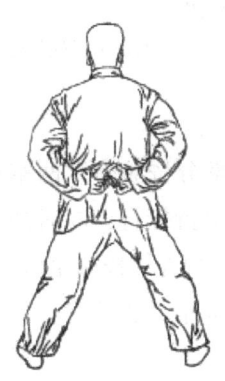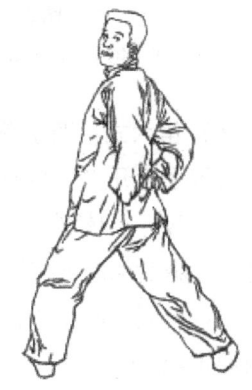

图4 五劳七伤往后瞧

注：图片来源于中国中医药出版社"十三五"创新教材《中医导引学》

(5) 第五式：摇头摆尾去心火

马步站立，两手叉腰，缓缓呼气后拧腰向左，屈身下俯，将余气缓缓呼出。动作不停，头自左下方经体前至右下方，像小勺舀水似的引颈前伸，自右侧慢慢将头抬起，同时配以吸气；拧腰向左，身体恢复马步桩，缓缓深长呼气。同时全身放松，呼气末尾，两手同时做节律性掐腰动作数次。与动作1相同，唯左右相反。如此1、2动作交替进行各做4~8次。

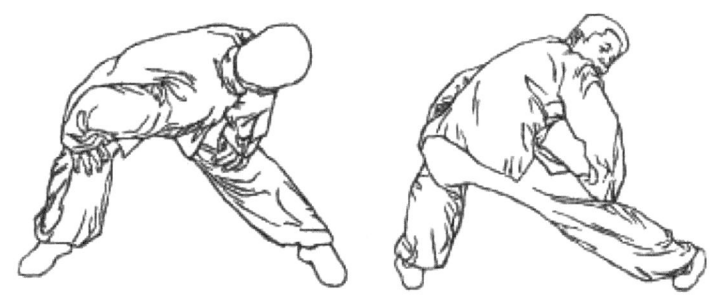

图5 摇头摆尾去心火

注：图片来源于中国中医药出版社"十三五"创新教材《中医导引学》

(6) 第六式：两手攀足固肾腰

两脚平行开立，与肩同宽，两掌分按脐旁。两掌沿带脉分向后腰。上体缓缓前倾，两膝保持挺直，同时两掌沿尾骨、大腿后侧向下按摩至脚跟。沿脚外侧按摩至脚内侧。上体展直，同时两手沿两大腿内侧按摩至脐两旁。如此反复俯仰4~8次。

(7) 第七式：攒拳怒目增气力

预备姿势：两脚开立，成马步桩，两手握拳分置腰间，拳心朝上，两眼睁大。

左拳向前方缓缓击出，成立拳或俯拳皆可。击拳时宜

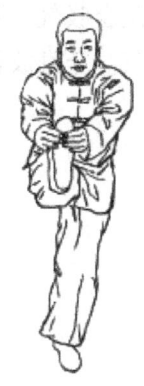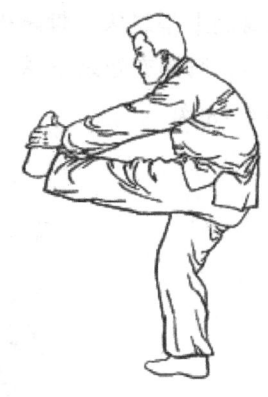

图6 两手攀足固肾腰

注：图片来源于中国中医药出版社"十三五"创新教材《中医导引学》

微微拧腰向右，左肩随之前顺展拳变掌臂外旋握拳抓回，呈仰拳置于腰间。与动作1相同，唯左右相反。如此左右交替各击出4~8次。

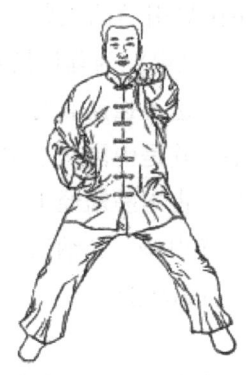

图7 攒拳怒目增气力

注：图片来源于中国中医药出版社"十三五"创新教材《中医导引学》

（8）第八式：背后七颠百病消

预备姿势：两脚平行开立，与肩同宽，或两脚相并。

两臂自身侧上举过头,脚跟提起,同时配合吸气。两臂自身前下落,脚跟亦随之下落,并配合呼气。全身放松。如此起落4~8次。

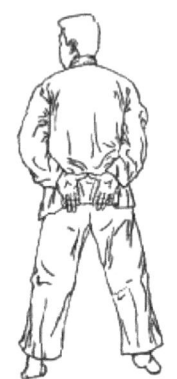

图8 背后七颠百病消

注:图片来源于中国中医药出版社"十三五"创新教材《中医导引学》

方法二 易筋经

"易筋经"是中医导引学的经典,其以《易经》为哲学基础,以《素问》《灵枢》为理论指导,通过伸筋拔骨、吐故纳新、守中和合,达到强筋壮骨、固摄精气、濡养脏腑、涵养心性的效果。其是中国首个中医导引法的非物质文化遗产代表性项目。古本易筋经十二势导引法以分筋疏导为入门抓手。通过导引势、吐纳法,可以恢复经筋的活力、排浊留清,改善脏腑功能。

(1) 收势

动作要领:两脚并拢,两手从体侧拢气回收,两手重叠,敷于肚脐(掌心向里,男左手在里,女右手在里)。

(2) 预备式

松静站立。咬牙,舌抵上腭,双目平视,调匀鼻息。屈膝下蹲,低头成团状。重心依次向前移动,重心还原;

重复动作，依次向后、向左、向右移动，重心还原。两手扶膝，膝盖挺直。十指交叉翻掌心向下，起身，上托。两手抱后脑，抬头、挺胸、挺腹、挺小腹、挺腹股沟。身体还原同时吐气。十指交叉，上托。左右分开，至水平位握拳。下落时，依次放松肩、肘、腕、手指，恢复松静站立。

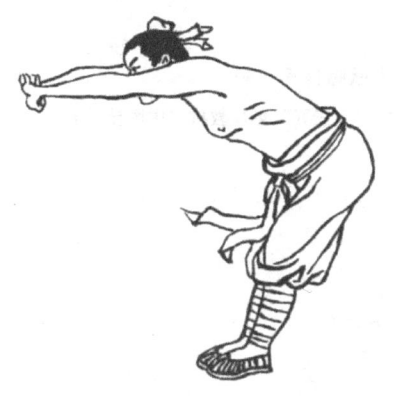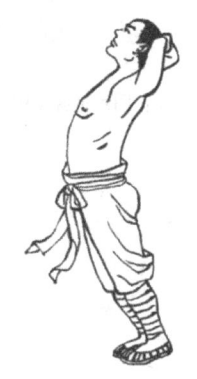

图9　预备式

注：图片来源于中国中医药出版社"十三五"创新教材《中医导引学》

（3）韦驮献杵第一势

两脚开立，与肩同宽，自上而下放松。两手转掌心向前，在体前慢慢捧起，在胸前合掌。向前推出，左右打开。转掌心向下，握拳。依次放松肩、肘、腕、手指。重复7次后，恢复松静站立。

（4）韦驮献杵第二势

两脚开立，略宽于肩，屈膝下蹲成大马步。两手在体前捧起，在胸前翻掌，用劲慢慢上托。左右打开，至水平位握拳。依次放松肩、肘、腕、手指的同时慢慢起身。重复导引7次后，恢复松静站立。

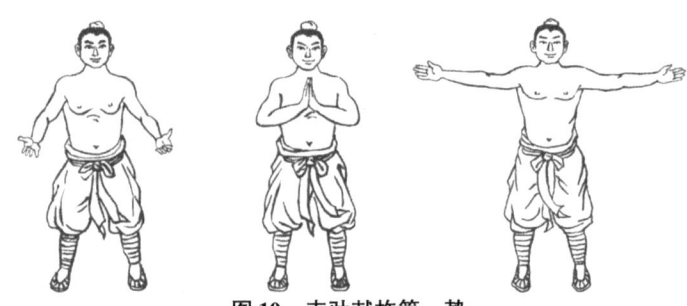

图 10　韦驮献杵第一势

注：图片来源于中国中医药出版社"十三五"创新教材《中医导引学》

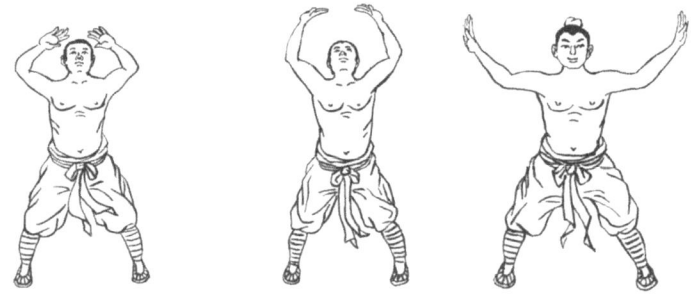

图 11　韦驮献杵第二势

注：图片来源于中国中医药出版社"十三五"创新教材《中医导引学》

（5）摘星换斗势

屈膝下蹲成大马步，身体保持正直。两手在体前捧起。右手在上，左手在下，两手同时转掌心向下。右手上顶，左手下探。眼睛看上掌。两手同时外旋、摘星，成右摘星势。两手握拳，向下导引，至胸前交叉换手。左手上顶，右手下探。两手同时外旋、摘星，成左摘星势。左势与右势合为一次，做7次后，两手握拳收于肋间。依次放松肩、肘、腕、手指。恢复松静站立。

（6）出爪亮翅势

两脚并拢，自上而下放松。两于握拳、提起，置于两

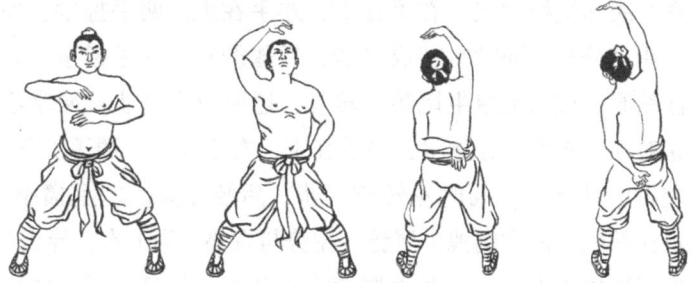

图12 摘星换斗势

注：图片来源于中国中医药出版社"十三五"创新教材《中医导引学》

肋；同时咬牙、舌抵上腭。

抬头、挺胸、收腹。脚跟提起，人体重心移至脚掌，同时两手呈爪状，向前上方探出（出爪）。两臂外展，向后方划圆弧（亮翅）。两臂从体后侧慢慢收回，握拳于肋下。依次放松肩、肘、腕、手指。重复7次后，恢复松静站立。

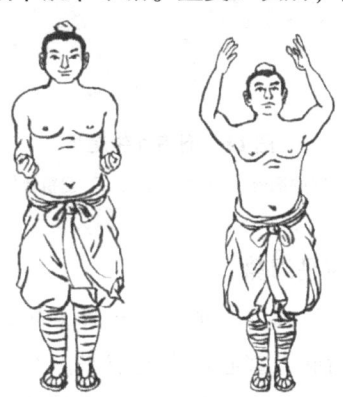

图13 出爪亮翅势

注：图片来源于中国中医药出版社"十三五"创新教材《中医导引学》

（7）倒拽九牛尾势

右脚向右方跨一大步，屈膝下蹲呈马步。两掌心相对在小腹部呈拧物状,右手在下,左手在上。两手握拳,左右用劲分开,同时右转成弓步,后腿绷直。右手攒拳,目注拳眼,成右倒拽牛尾势。转身,还原成大马步。两掌心相对在小腹部呈拧物状,左手在下,右手在上。两手握拳,左右用劲分开,同时左转成弓步,后腿绷直。左手攒拳,目注拳眼,成左倒拽牛尾势。左势与右势合为1次,导引7次后还原成大马步。两手握拳收于肋下。起身的同时依次放松肩、肘、腕、手指,恢复松静站立。

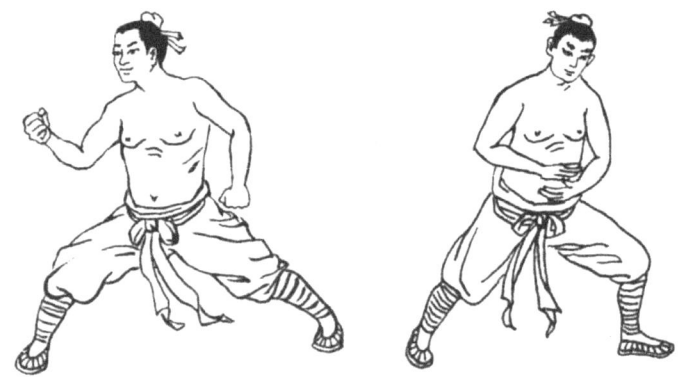

图14　倒拽九牛尾势

注:图片来源于中国中医药出版社"十三五"创新教材《中医导引学》

(8) 九鬼拔马刀势

两脚并拢,自上而下放松,舌抵上腭,两目平视。两臂从体侧慢慢抬起,掌心向上与肩平。右手臂上举,夹抱头部。左掌大拇指向上抵住后心。手指带住嘴角,左掌大拇指抵住后心,同时向左转180°。慢慢恢复至正身位,两手侧平举,掌心向上。左手臂上举,夹抱头部。右掌大拇指向上抵住后心,手指带住嘴角,同时向右转180°。左势与右势合为1次,做7次后,还原成正身位。两手侧平举,转掌心向下，握拳。依次放松肩、肘、腕、手指，恢复松静站立。

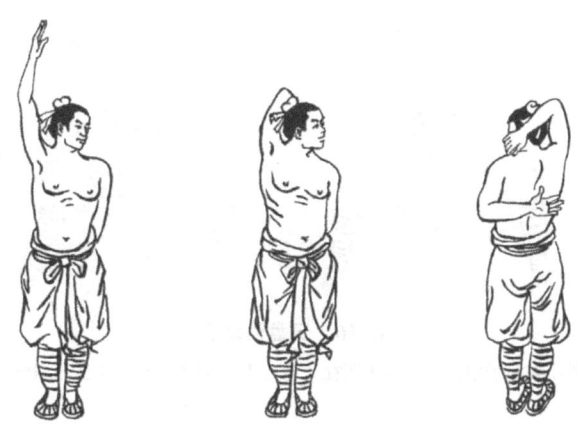

图15　九鬼拔马刀势

注：图片来源于中国中医药出版社"十三五"创新教材《中医导引学》

（9）三盘落地势

两脚开立，自上而下放松，舌抵上腭，双目平视。右脚向右跨一大步，屈膝下蹲成大马步，两手握拳提至肋下。两手由拳变掌，透过指尖以暗劲下插。两掌心以掌根用劲，向前慢慢推出，至水平位。向内收于腋下，转掌下压至腰间，两掌虎口相对，旋腕、握拳。两手握拳上提至肋下。慢慢放下，依次放松肩、肘、腕、手指，同时起身。重复7次为一组，做一组。

（10）青龙探爪势

两脚并拢，自上而下放松，舌抵上腭，双目平视。两手握拳提起，置于肋下。

右手成爪状，向左上方探出。右手从上垂直下落至左脚踝外侧。翻掌下压，以腰带动手臂，从左向右转180°。

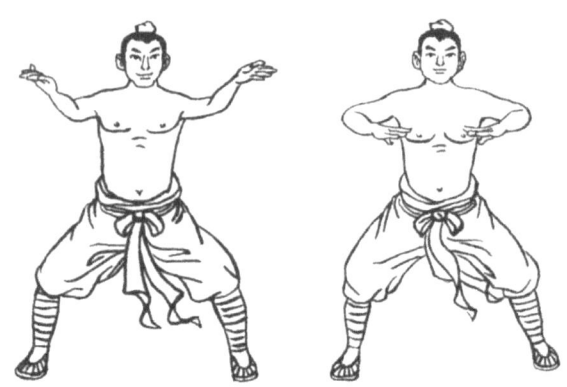

图 16　三盘落地势

注：图片来源于中国中医药出版社"十三五"创新教材《中医导引学》

转至左脚踝外侧时旋腕、握拳。右手握拳上提至肋下。左手成爪状，向右上方探出。左势与右势动作相同，唯方向相反。左、右势合为1次，做7次后，两手握拳收置肋下。依次放松肩、肘、腕、手指。恢复松静站立。

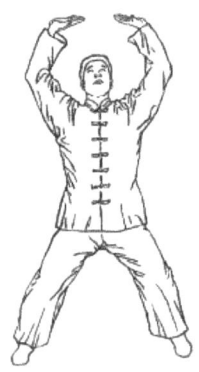

图 17　青龙探爪势

注：图片来源于中国中医药出版社"十三五"创新教材《中医导引学》

（11）卧虎扑食势

松静站立，咬牙，舌抵上腭，双目平视，调匀鼻息。

右脚向前跨一大步，两手成虎爪状，向前扑出。两手十指拄地，重心前移至手指和脚趾，肩背平直，抬头，张口，怒目。重心前后移动，向后吸气蓄力、向前吐气开声，虎啸7次。右脚收回，慢慢起身，两手掌心相对向上导引。举过头顶后，握拳，慢慢向下导引至肋间。依次放松肩、肘、腕、手指，恢复松静站立。左势与右势相同，唯动作相反。左右各7次为一组。

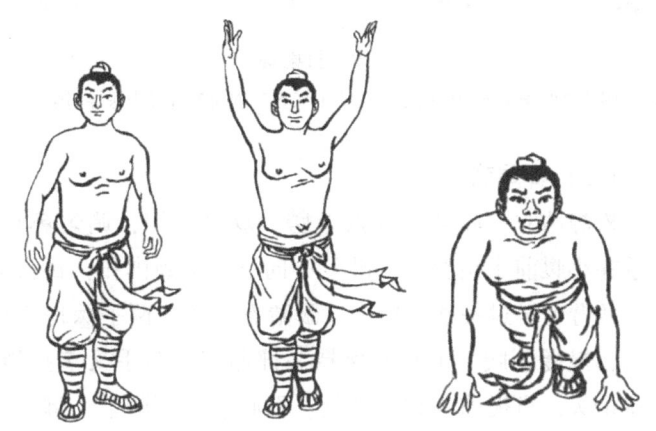

图18　卧虎扑食势

注：图片来源于中国中医药出版社"十三五"创新教材《中医导引学》

（12）打躬势

松静站立，咬牙，舌抵上腭，双目平视，调匀鼻息。两手在小腹前十指交叉，翻掌心向下。两臂上抬，上举过头顶。两手十指交叉抱于后脑。两臂以内关掩住双耳，同时躬身下探，尾闾上抬。起身时头先抬起，以头带动肩、背、腰，慢慢起身，同时两臂逐渐打开。重复导引7次后，十指交叉上托。左右打开与肩平，握拳。依次放松肩、肘、腕、手指，恢复松静站立。

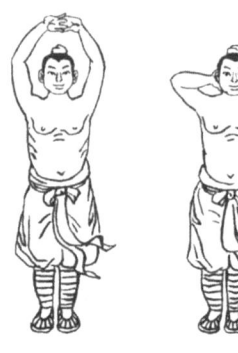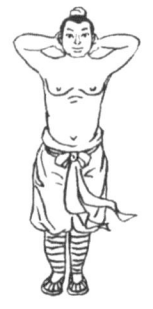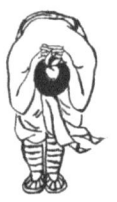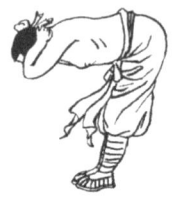

图 19　打躬势

注：图片来源于中国中医药出版社"十三五"创新教材《中医导引学》

（13）掉尾势

松静站立，咬牙，舌抵上腭，双目平视，调匀鼻息。两手在小腹前十指交叉，翻掌心向下，下颌内扣，百会上顶。两臂上举过头顶，抬头，眼睛看上掌。两手保持十指交叉，慢慢下腰，下腰时保持头部昂起。两手叉掌拄地，保持抬头，目视前方约一米处。重心前移至脚掌，脚跟提起、顿地21次，感受尾椎的震动。顿地完毕，以手推地慢慢起身。两手交叉上举过头顶。两手从体侧分开与肩平，握拳。依次放松肩、肘、腕、手指，恢复松静站立。

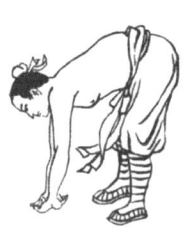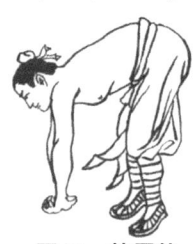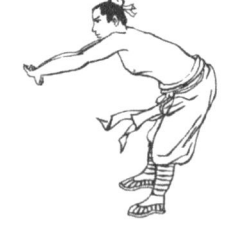

图 20　掉尾势

注：图片来源于中国中医药出版社"十三五"创新教材《中医导引学》

(14) 收势

松静站立，自上而下放松。两手在体前捧起，在胸前分掌。右手掌心上托过头顶，左手掌心下按至环跳外侧。双目透过下掌的虎口看左脚跟。两手在胸前交替，左手掌上托过头顶，右手掌下按至环跳外侧。双目透过下掌的虎口看右脚跟。

左右膀伸各 7 次后，两手在体前合掌、调息。气息调匀后恢复至松静站立。

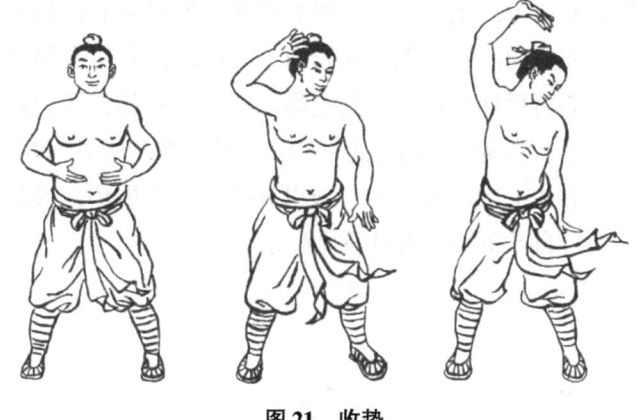

图 21　收势

注：图片来源于中国中医药出版社"十三五"创新教材《中医导引学》

方法三　五禽戏

相传五禽戏由古代名医华佗所创，是古代传统导引养生功法的代表之一，具有悠久的历史。它是通过模仿五种动物——虎、鹿、熊、猿、鸟的动作编创而成的导引功法。《后汉书·方术传》记载："我有一术，名五禽之戏，一曰虎、二曰鹿、三曰熊、四曰猿、五曰鸟。亦以除疾，兼利蹄足，以当导引。"该功法通过模仿动物不同的形态动作及气势，结合各自的意念活动，从而起到舒筋通络、调理脏腑、锻炼肢体和灵活关节的功用。本功法刚柔并济，适合大多数人锻炼，对人体神经系统、心血管系统、呼吸系统、运动系统和消化系统有一定的调节作用。

（1）预备式

松静自然站立，两脚平行分开，与肩同宽，两臂自然下垂，周身中正，两眼平视前方，心静神宁。

（2）第一式熊戏

重心右移，右腿屈膝，左脚收至右脚内侧，足尖点地，左脚向左前方迈出一步，脚跟先着地，然后重心前移成左弓步，左肩向前下下沉，身体随重心前移由右至左晃动两圈，重心再后移至右腿，收左脚踏实，提右脚，脚尖点于左脚内侧。右脚向右前方跨一步，接行右势，唯方向相反，一左一右为1次，共6次。脚跟靠拢成立正姿势，松静站立，两臂自然下垂，两眼平视前方。

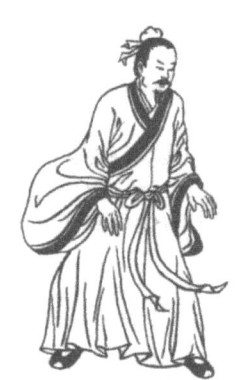

图22 熊戏

注：图片来源于中国中医药出版社"十三五"创新教材《中医导引学》

(3) 第二式虎戏

①虎戏左式

两腿屈膝下蹲,重心移至右腿,左脚虚步,脚掌点地、靠于右脚内踝处,同时两掌握拳提至腰两侧,拳心向上,眼看左前方。左脚向左前方斜进一步,右脚随之跟进半步,重心坐于右腿,左脚掌虚步点地,同时两拳沿胸部上抬,拳心向后,抬至口前两拳相对翻转变掌向前按出,高与胸齐,掌心向前,两掌虎口相对,眼看左手。

②虎戏右式

左脚向前迈出半步,右脚随之跟至左脚内踝处,重心坐于左腿,右脚掌虚步点地,两腿屈膝,同时两掌变拳撤至腰两侧,拳心向上,眼看右前方。动作与虎戏左式同,左右相反。如此反复左右虎扑式 6 次。脚跟靠拢成立正姿势,两臂自然下垂,两眼平视前方。

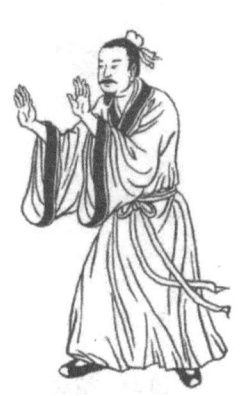

图 23 虎戏

注:图片来源于中国中医药出版社"十三五"创新教材《中医导引学》

(4) 第三式猿戏

①猿戏左式

两腿屈膝，左脚向前轻灵迈出，同时左手沿胸前至口平处向前如取物样探出，手掌撮拢成勾手，手腕自然下垂。右脚向前轻灵迈出，左脚随至右脚内踝处，脚掌虚步点地，同时右手沿胸前至口平处时向前如取物样探出，手掌撮拢成勾手，左手同时收至左肋下。左脚向后退步，右脚随之退至左脚内踝处，脚掌虚步点地，同时左手沿胸前至口平处向前如取物样探出，最终成为勾手，右手同时收回至右肋下。

②猿戏右式

动作与左式相同，左右相反。身体自然直立，两臂自然下垂，两眼平视前方。

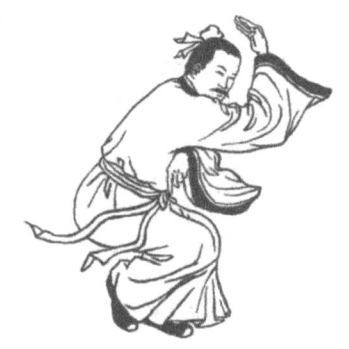

图 24 猿戏

注：图片来源于中国中医药出版社"十三五"创新教材《中医导引学》

(5) 第四式鹿戏

①鹿戏左式

右腿屈膝，身体后坐，左腿前伸，左膝微屈左脚虚踏；

左手前伸左臂微屈，左手掌心向右，右手置于左肘内侧，右手掌心向左。两臂在身前同时逆时针方向旋转，左手绕环较右手大些，同时要注意腰胯、尾闾部的逆时针方向旋转，久而久之，过渡到以腰胯、尾闾部的旋转带动两臂的旋转。

②鹿戏右式

动作与左式相向，方向左右相反。两脚平行站立，两臂自然下垂，两眼平视前方。

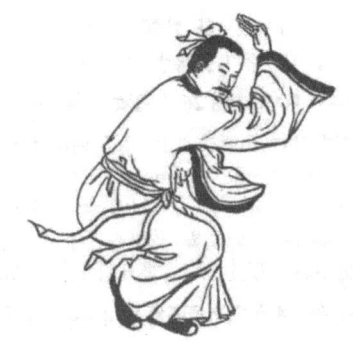

图 25　鹿戏

注：图片来源于中国中医药出版社"十三五"创新教材《中医导引学》

(6) **第五式鸟戏**

①鸟戏左式

左脚向前迈一步，右脚随之跟进半步，脚尖虚点地，同时两臂慢慢从身前起，掌心向上，与肩平时两臂向左右侧方举起，随之深吸气。右脚前进与左脚相并，两臂自侧方下落，掌心向下，同时下蹲，两臂在膝下相交，掌心向上，随之深呼气。

②鸟戏右式

动作同左式，左右相反。

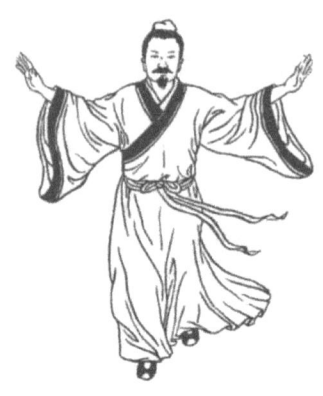

图26　鸟戏

注：图片来源于中国中医药出版社"十三五"创新教材《中医导引学》

（7）收式

两手从身体侧前方上举，掌心向上。屈肘，两掌内合下按，自然垂于体侧，目视前方，心神宁静。

方法四　太极拳

太极拳，作为中国传统武术的瑰宝，已被成功列入联合国教科文组织人类非物质文化遗产代表作名录。它不仅是一种拳术，更是一种深植于中医养生理念的健身方式。太极拳以中国古代的"阴阳""太极"理论为基础，其动作柔和缓慢，连绵不断，如行云流水，既具有健身和技击的功效，又是养生保健的重要手段。

太极拳的动作讲究刚柔并济，通过缓慢与柔和的动作来锻炼筋骨和呼吸系统，注重整体的协调与平衡。这种运动方式不仅对身体有全面的锻炼效果，还对心理健康产生积极影响。中医认为，太极拳有助于调节情志，促进阴阳平衡，从而强身健体，预防疾病。通过练习太极拳，我们可以更好地理解中医的养生理念，实现身心健康和谐统一。

(1) 起势

第一步：左脚向左分开半步，两脚平行向前与肩同宽，脚尖向前，成开立步。两臂慢慢向前平举，与肩同高、同宽，两臂自然伸直，肘关节微屈，肘尖下垂，两手心向下，手指微屈，指尖向前。第二步：两腿慢慢屈膝半蹲，身体重心平均落于两腿之间成马步，同时两掌轻轻下按至腹前，如按在身前的书桌上，上体保持舒展正直，如端正地坐在椅子上，眼平视前方。

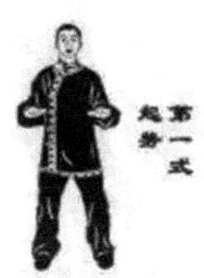

图 27　太极拳第一式

注：图片来源于陈鑫著.陈氏太极拳图说[M].上海：上海书店，1986.01.

(2) 左右野马分鬃

第一步：身体微向右转，重心移至右腿上。同时右手收在胸前平屈，手心向下，左手经体前向下划弧放在右手上，手心向上，两手相对成抱球状。左腿随之收到右腿内侧，脚尖点地。眼看右手。第二步：上体左转，左脚向左前方迈出，右脚跟后蹬成左弓步。同时，左右手慢慢分别向左上、右下分开，左手高与眼平（手心斜向上），肘微屈；右手落在右胯旁，手心向下，指尖向前。眼看左手。

第三步：上体慢慢后坐，重心移至右腿上，左脚尖翘起微向外撇，随即左腿慢慢前弓，身体左转，重心再移至右腿上，同时左手翻转向下，收在胸前平屈，右手向左上划弧放在左手上，两手心相对成抱球状；右脚随之收到左脚内侧，脚尖点地。眼看左手。第四步：右腿向右前方迈出，左脚跟后蹬成右弓步；同时左右手分别慢慢地向左下、右上，右手高与眼平（手心斜向上），肘微屈；左手放在左胯旁，手心向下，指尖向前。第五步：与第三步相同，但左右相反。第六步：与第四步相同，但左右相反。

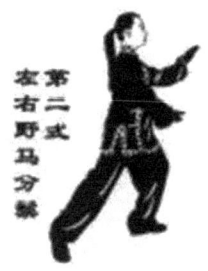

图28　太极拳第二式

注：图片来源于陈鑫著.陈氏太极拳图说[M].上海：上海书店，1986.01.

(3) 白鹤亮翅

第一步：跟步合抱，身体重心前移，上体微向左转左手掌心向下，左臂平屈胸前，右手向左上划弧，掌心转向年大导上与左手成抱球状，目视前方顾及左手。第二步：转身后坐，虚步分手，右脚跟进半步，上体后坐，身体重心移至右腿，上体先向右转，面向右前方，眼看右手，然后左脚稍向前移，脚尖点地成左虚步，同时上体再微向左转．面向前方，两手随转体慢慢向右上左下分开，右手上提停于右额前，手心向左后方，左手落于左胯前，手心向下，指尖向前，眼平视前方。

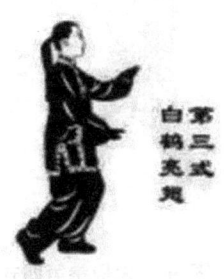

图29 太极拳第三式

注：图片来源于陈鑫著.陈氏太极拳图说[M].上海：上海书店，1986.01.

（4）左右搂膝拗步

第一步：右转收脚，右手从体前下落，由下向后上方划弧至右肩部外侧，臂微屈，手与耳同高，手心向上，左手由左下向上，向右下方划弧至右胸前，手心向下。同时上体微向左再向右转，眼看右手。第二步：左迈步屈肘，左弓步搂推，上体左转，左脚向前（偏左30°）迈出成弓步。同时右手屈回由耳侧向前推出，高与鼻尖平；左手向下由左膝前搂过落于左胯旁。眼看右手手指。第三步：后坐跷脚，左转收脚，右迈步屈肘，右弓步搂推，上体慢慢后坐，中心移至右腿上，左脚尖翘起微向外撇；随即左腿慢慢前弓，身体左转，重心移至左腿上，右脚向左靠拢，脚尖点地。同时左手向外翻掌由左后向上平举，手心向上，右手随转体向上向左下划弧落于左肩前，手心向下，眼看左手。第四步：与第二步左右相反。第五步：与第三步左右相反。第六步：与第二步相同。

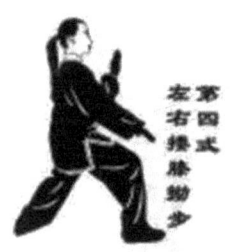

图30　太极拳第四式

注：图片来源于陈鑫著.陈氏太极拳图说[M].上海：上海书店,1986.01.

（5）手挥琵琶

右脚跟进半步，上体后坐，身体重心移至右腿上，左脚略提起稍向前移，变成左虚步，脚跟着地，膝部微屈。同时左手由下向上举，高与鼻尖平，臂微屈，右手收回放在左臂肘部里侧，眼看左手食指。

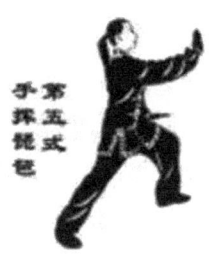

图31　太极拳第五式

注：图片来源于陈鑫著.陈氏太极拳图说[M].上海：上海书店,1986.01.

（6）倒卷肱

第一步：右手翻掌（手心向下）经腹前由下向后上方划弧平举，臂微屈，左手随之翻掌向上，左脚尖落地，眼随着向右手转体看左手。第二步：右臂屈肘回收，右手由耳侧向前推出，手心向前，左手回收经左肋外侧向后上划弧平举，手心向上，右手随之再翻掌向上。同时左脚轻轻提起向左后侧方退一步，脚尖先着地，然后慢慢踏实，重心在左腿上，成后虚步。眼随转体左看，再转体看右手。第三步：与第二步左右相反。第四步：与第二步相同。第五步：与第二步相同，左右相反。

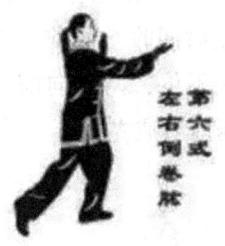

图32　太极拳第六式

注：图片来源于陈鑫著.陈氏太极拳图说[M].上海：上海书店，1986.01.

(7) 左揽雀尾

第一步：身体慢慢向右转，左手自然下落，经腹前划弧至右肋前，手心向上；左臂屈肘，手心转向下，收至右胸前，两手相对成抱球状，同时右脚尖微向外撇，左脚收回靠拢右腿，左脚尖点地。第二步：左脚向左前方迈出，上体微向左转，右脚跟向后蹬，脚尖微向里扣成左弓步。同时，左臂向左绷出（即左臂平屈成弓形，用臂外侧和手背向左侧推出），高与肩平，手心向后，右手向下落于右胯旁，手心向下，眼看左前臂。第三步：身体微向左转，左手随之前伸翻掌向下，右手翻掌向上，经腹前向上向前伸至左腕下方；然后两手下捋，上体稍向右转，两手经腹前向前向后方划弧，直至右手手心向上，高与肩齐，左手手心向后平屈于胸前，同时重心移至右腿上，眼看右手。第四步：上体微向左转，右臂屈肘收回，右手附于左手手腕里侧（相距约5cm），双手同时向前慢慢挤出，左手手心向后，右手心向前，左前臂要保持半圆。同时身体重心前移变成左弓步，眼看左手腕部。第五步：右手经左腕上方，向前向右伸出与左手齐，手心向下，左手翻掌向下，两手向左右分开，宽与肩同。然后上体后坐，重心移至右腿上，左脚尖翘起，两手屈肘回收至胸前，手向前下方，眼向前平视。第六步：上式不停，两手向前、向上按出，手腕部高与肩平，同时左腿前弓成左弓步，眼平视前方。

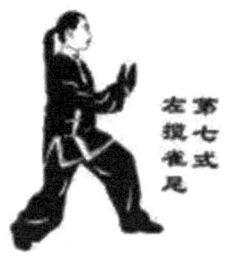

图33　太极拳第七式

注：图片来源于陈鑫著.陈氏太极拳图说[M].上海：上海书店，1986.01.

（8）右揽雀尾

第一步：上体后坐并向右转，重心移至右腿上，左脚尖里扣，右手向右上平行划弧至右侧，然后有右下经腹前向左上划弧至左肋前，手心向上，左手翻转向下平屈胸前与右手成抱球状，同时重心再移至左腿上，右脚向左靠拢，右脚尖点地。第二步：与左揽雀尾第二步左右相反。第三步：与左揽雀尾第三步左右相反。第四步：与左揽雀尾第四步左右相反。第五步：与左揽雀尾第五步左右相反。

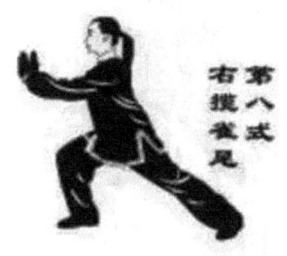

图34　太极拳第八式

注：图片来源于陈鑫著．陈氏太极拳图说［M］．上海：上海书店，1986.01.

（9）单鞭

第一步：上体后坐，重心逐渐移至左腿上，右脚尖里扣。同时上体左转，两手（左高右低）向左运转，直至左臂平举于左侧，右手经腹前运至左肋前（左手心向左，右手心向后上方），眼看左手。第二步：身体重心再逐渐移至右腿上，左脚向右脚靠拢，脚尖点地。同时右手向右上方划弧至右侧方时变勾手，臂与肩平；左手向下经腹前向右上划弧停于右肩前，手心向后，眼看左手。第三步：上体微向左转，左脚向左侧方迈出，右脚跟后蹬成左弓步。在身体重心移向左腿的同时，左掌慢慢翻转向前推出，手心向前。手指与眼齐平，臂微屈，眼看左手。

（10）云手

第一步：重心移至右腿上，身渐向右转，左脚里扣，左手经腹前向右上划弧至右肩前，手心斜向后，同时右手变掌，手心向后，眼看左手。第二步：身体慢慢左移。左手由面前向左侧运转，手心渐渐转向左方；右手由右下腹前向左上划弧至左肩前，手心斜向后，同时右脚靠近左脚，

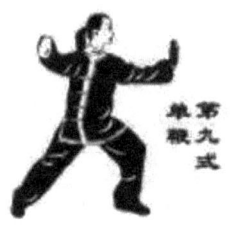

图35 太极拳第九式

注：图片来源于陈鑫著.陈氏太极拳图说[M].上海：上海书店,1986.01.

成小开立步（两脚距离10~20cm），眼看右手。第三步：右手继续向右侧运转，左手经腹前向上划弧至右肩前，手心斜向后；同时右手翻转手心向右，左腿向左横跨一步，眼看左手。第四步：与第二步相同。第五步：与第三步相同。与第六步：第二步相同。

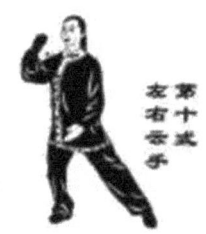

图36 太极拳第十式

注：图片来源于陈鑫著.陈氏太极拳图说[M].上海：上海书店,1986.01.

(11) 单鞭

第一步：右手继续向右运转，至右侧方时变成勾手，左手经腹前向右上划弧至右肩前，手心向后，眼看左手。第二步：上体微向左转，左脚向左侧方迈出，右脚跟后蹬成左弓步。在身体重心移向左腿的同时，左掌慢慢翻转向前推出，成单鞭式，与前单鞭式相同。

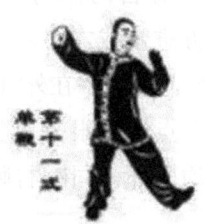

图37　太极拳第十一式

注：图片来源于陈鑫著.陈氏太极拳图说[M].上海：上海书店，1986.01.

（12）高探马

第一步：右脚跟进半步，身体重心移至右腿上。右勾手变掌，两手心翻转向上，两肘微屈，同时身体微向右转，左脚跟渐渐离地，成作虚步，眼看左手。第二步：上体微微左转，右掌经耳旁向前推出，手心向前，手指与眼同高，左手收至左侧腰前，手心向上，同时左脚微向前移，脚尖点地，眼看右手。

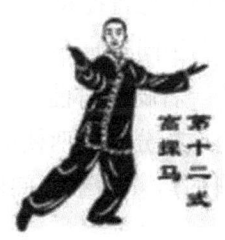

图38　太极拳第十二式

注：图片来源于陈鑫著.陈氏太极拳图说[M].上海：上海书店，1986.01.

(13) 右蹬脚

第一步：左手手心向上，前伸至右手手腕背面，两手相互交叉。随即两手分开自两侧向下划弧，手心斜向下，同时左脚提起向左前方进步成左弓步。第二步：两手由外圈向里圈划弧合抱于胸前，右手在外（手心均向后），同时右脚向左脚靠拢，脚尖点地，眼平视右方。第三步：两臂左右分开平举，手心均向外，同时右脚提起向右前方慢慢蹬出，眼看右手。

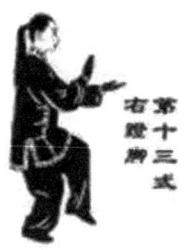

图 39　太极拳第十三式

注：图片来源于陈鑫著.陈氏太极拳图说[M].上海：上海书店,1986.01.

(14) 双峰贯耳

第一步：右腿收回，膝盖提起，左手由后上向前下落，右手心也翻转向上，两手同时向下划弧分落于右膝盖两侧，手心均向上。第二步：右腿向右前方落下变成右弓步，同时两手下垂，慢慢变拳，分别从两侧向上向前划弧至脸前成钳形状，拳眼都斜向后（两拳中间距离约 10～20cm），眼看右手。

(15) 转身左蹬脚

第一步：重心渐渐移至左腿上。右脚尖里扣，上体向左转，同时两拳变掌，由上向左右划弧分开平举，手心向

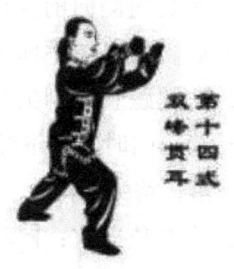

图40 太极拳第十四式

注：图片来源于陈鑫著.陈氏太极拳图说[M].上海：上海书店,1986.01.

前，眼看左手。第二步：重心再移至右腿上，左脚靠近右脚内侧，脚尖点地。同时两手由外圈向里圈划弧合抱于胸前，左手在外，手心均向后，眼平视左方。第三步：两臂左右分开平举，手心均向外，同时左脚提起向左前方慢慢蹬出，眼看左手。

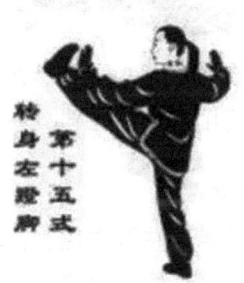

图41 太极拳第十五式

注：图片来源于陈鑫著.陈氏太极拳图说[M].上海：上海书店,1986.01.

(16) 左下势独立

第一步：上体稍右转，右掌变成勾手，左掌向上向右划弧落于右肩前，掌心斜向后，目视右手。第二步：右腿下蹲，左腿向左侧（偏后）平仆，成左仆步；左手下落至右腹前。左手继续沿左腿内侧向前穿出,掌心向外,上体左转,右勾手下落体后。目视左手前下方。第三步:重心前移,左脚尖外撇,右腿蹬直,脚尖里扣,成左弓步,上体微向左转并向前抬起;同时左臂继续向前伸出(支撑),掌心向右,右勾手下落,钩尖转向上,目视前方。第四步:右腿慢慢屈膝提起,成左独立式;同时右勾手变掌,并由后下方顺右腿外侧向前弧形提起,屈臂立于右腿上方,肘膝相对,掌心向左;左手落于左胯旁,掌心向下,指尖向前,目视右手前方。

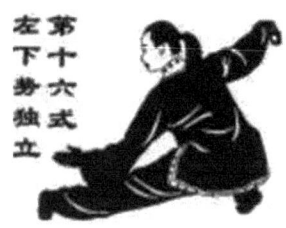

图42 太极拳第十六式

注:图片来源于陈鑫著.陈氏太极拳图说[M].上海:上海书店,1986.01.

(17) 右下势独立

第一步:右脚下落于左脚内侧,脚掌着地,然后左脚以脚跟为轴脚尖外展,身体随之左转,同时左手向左后平举变勾手,右掌向左摆至左胸前,掌心向内,目视左勾。第二步:同左下势,唯左右相反。

(18) 左右穿梭

第一步:身体稍向左转,左脚向前落地,脚尖外撇,随转体落步重心前移;左手翻转,手心向下至左胸前,右掌向左划弧至左腹前与左手成抱球状。重心前移,右脚向

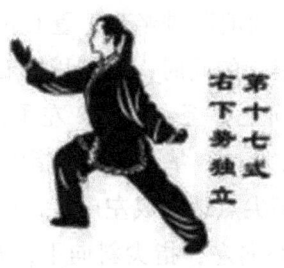

图43 太极拳第十七式

注：图片来源于陈鑫著.陈氏太极拳图说[M].上海：上海书店，1986.01.

前跟于左脚内侧，脚尖点地。上体稍右转，右脚轻轻抬起，右手向右斜前方弧形摆起，左手下落至左腰间。第二步：右脚向前方上步，偏右（约30°），重心前移，成右弓步，同时左手从腰间向前推出，右手经面前向上翻掌停于额前，掌心斜向上，左手高与眉平，掌心向前；目视左手前方。第三步：重心稍向后移，微向左转腰，重心前移，左脚收至右脚内侧，脚掌着地；右手翻转，手心向下至右胸前，左手同时向下划弧收至右腹前，与右手成抱球状。第四步：同第二步，唯左右相反。

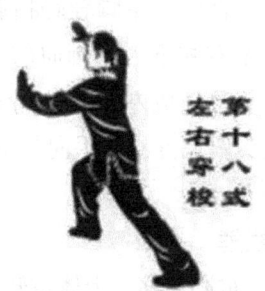

图44 太极拳第十八式

注：图片来源于陈鑫著.陈氏太极拳图说[M].上海：上海书店，1986.01.

(19) 海底针

胸前移,右脚向前跟进半步,重心再后移至右腿,左脚轻轻提起,与跟步的同时,身体稍向右转,同时右手下落经体前向后,向上提至右耳旁,左手向右胸前划弧后,随身体左转落于左胯前,掌心向下,指尖向前,目视前方。左脚向前落步,脚尖点地,成左虚步,同时右手由右耳旁向前下插掌,掌心向左,指尖斜向下,左手收于左胯旁,目视前下方。

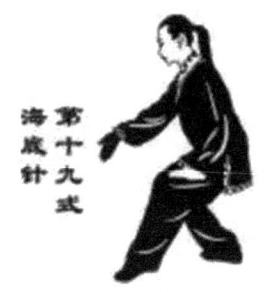

图 45 太极拳第十九式

注:图片来源于陈鑫著.陈氏太极拳图说[M].上海:上海书店,1986.01.

(20) 闪通臂

上体稍向后移,直立,左脚轻轻抬起,同时右手向上提起,左手向上摆至右腕下。左脚向前上步,脚跟先着地再全脚落实,重心前移,成左弓步,同时右手外翻,掌心斜向上,架于右额头斜上方,左手向前平推,高与鼻尖平,掌心向前。目视前方。

(21) 转身搬拦捶

第一步:"搬"重心后移,上体右转,左脚尖翘起后内扣,两手同时向上向右转动,重心移向左腿、左手至头前,掌心向外,右手继续向右前下划弧后,握拳收至左胸前,

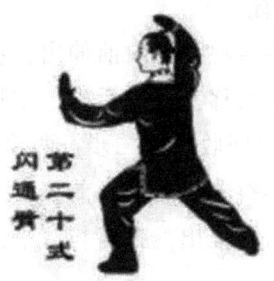

图46 太极拳第二十式

注：图片来源于陈鑫著.陈氏太极拳图说[M].上海：上海书店，1986.01.

拳心向下。第二步：上体继续右转，右脚轻轻抬起，脚尖外撇，右拳向前下搬盖，拳心向上，左手落于左胯旁，目视右拳前方。第三步：重心前移，右脚落实，成右弓步，同时右拳继续向前下搬盖。"拦"重心前移，左脚向前迈一步，同时上体继续右转，左掌向前上划弧拦出，掌心向右，右拳向右划弧后收至右腰间，目视前方。第四步："捶"重心前移成左弓步，右拳向前打出，拳眼向上，高与胸平，左手附于右前臂内侧。

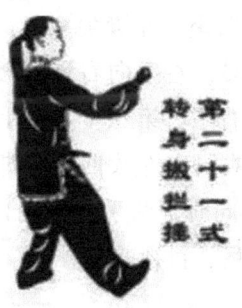

图47 太极拳第二十一式

注：图片来源于陈鑫著.陈氏太极拳图说[M].上海：上海书店，1986.01.

(22) 如封似闭

第一步：左手由右腕下向前伸出，右拳变掌，两手掌心翻转向上。重心后移，身体后坐，左脚尖向上翘起，两手左右分开并屈肘回收。第二步：两手在胸前向内翻转，向下至腹前，掌心斜向下。重心前移，左脚落实，成左弓步，两手向上、向前推出，腕高与肩平，掌心向前，目视前方。

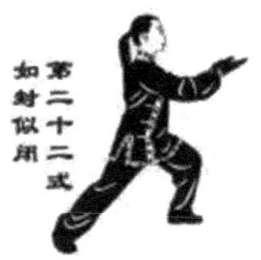

图48　太极拳第二十二式

注：图片来源于陈鑫著.陈氏太极拳图说[M].上海：上海书店，1986.01.

(23) 十字手

第一步：重心后坐，左脚尖翘起，上体右转，左脚尖内扣，上体继续右转，右手向右划平弧，右脚尖外撇，重心移至右腿，目视右手。第二步：右手向下划弧，重心左移，右脚尖内扣。右脚向左收回，两脚距离同肩宽，两腿伸直，成开立步，同时，两手向下向内交叉合抱于胸前，右手在外，掌心向后，目视前方。

(24) 收势

两手向外翻掌，手心向下，两臂慢慢下落，停于身体两侧，左脚慢慢收至右脚旁并步，目视前方。

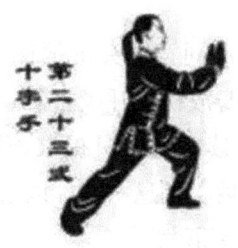

图49　太极拳第二十三式

注：图片来源于陈鑫著.陈氏太极拳图说[M].上海：上海书店，1986.01.

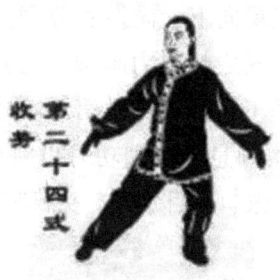

图50　太极拳第二十四式

注：图片来源于陈鑫著.陈氏太极拳图说[M].上海：上海书店，1986.01.

方法五　六字诀

六字诀，即六字诀养生法，是我国古代流传下来的一种养生方法，为吐纳法。通过呵、呵、呼、嘘、吹、嘻六个字的不同发音口型，唇齿喉舌的用力不同，以牵动不同的脏腑经络气血的运行。它的最大特点是：强化人体内部的组织机能，通过呼吸导引，充分诱发和调动脏腑的潜在能力来抵抗疾病的侵袭，防止随着人的年龄的增长而出现的过早衰老。

(1) 预备式

两足开立，与肩同宽，头正颈直，含胸拔背，松腰松胯，双膝微屈，全身放松，呼吸自然。呼吸法顺腹式呼吸，先呼后吸，呼所时读字，同时提肛缩臀，体重移至足跟。调息每个字读六遍后，调息一次，以稍事休息，恢复自然。

(2) 嘘字功，平肝气

嘘，读（xū）。口型为两唇微合，有横绷之力，舌尖向前并向内微缩，上下齿有微缝。呼气念嘘字，足大趾轻轻点地，两手自小腹前缓缓抬起，手背相对，经胁肋至与肩平，两臂如鸟张翼向上、向左右分开，手心斜向上。两眼反观内照，随呼气之势尽力瞪圆。屈臂两手经面前、胸腹前缓缓下落，垂于体侧。再做第二次吐字。如此动作六次为一遍，做一次调息。嘘气功可以对治目疾、肝肿大、胸胁胀闷、食欲不振、两目干涩、头目眩晕等症。

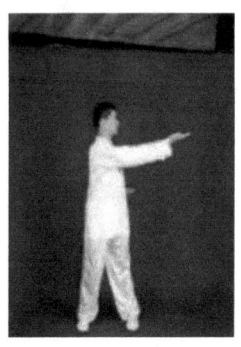

图 51　嘘字功

注：图片来源于国家体育总局版的健身气功——六字诀

(3) 呵字功，补心气

呵，读（hē）。口型为半张，舌顶下齿，舌面下压。呼气念呵字，足大趾轻轻点地；两手掌心向里由小腹前抬起，经体前到至胸部两乳中间位置向外翻掌，上托至眼部。呼气尽吸气时，翻转手心向面，经面前、胸腹缓缓下落，垂于体侧，再行第二次吐字。如此动作六次为一遍，做一次调息。呵气功治心悸、心绞痛、失眠、健忘、盗汗、口舌糜烂、舌强语言塞等心经疾患。

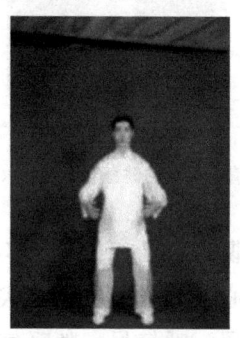

图 52　呵字功

注：图片来源于国家体育总局版的健身气功——六字诀

（4）呼字功，培脾气

呼，读（hū）。口型为撮口如管状，舌向上微卷，用力前伸。呼字时，足大趾轻轻点地，两手自小腹前抬起，手心朝上，至脐部，左手外旋上托至头顶，同时右手内旋下按至小腹前。呼气尽吸气时，左臂内旋变为掌心向里，从面前下落，同时右臂回旋掌心向里上穿，两手在胸前交叉，左手在外，右手在里，两手内旋下按至腹前，自然垂于体侧。再以同样要领，。右手上托，左手下按，作第二次吐字。如此交替共做六次为一遍，做一次调息。呼字功治腹胀、腹泻、四肢疲乏、食欲不振、肌肉萎缩、皮肤水肿等脾经疾患。

（5）呬字功，补肺气

呬，读（xì）。口型：开唇叩齿，舌微顶下齿后。呼气

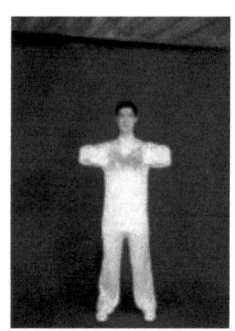

图 53 呼字功

注：图片来源于国家体育总局版的健身气功——六字诀

念呬字，两手从小腹前抬起，逐渐转掌心向上，至两乳平，两臂外旋，翻转手心向外成立掌，指尖对喉，然后左右展臂宽胸推掌如鸟张翼。呼气尽，随吸气之势两臂自然下落垂于体侧，重复六次，调息。

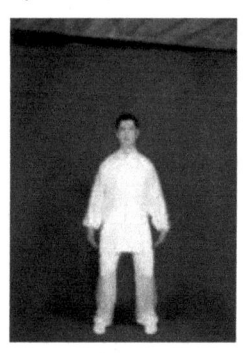

图 54 呬字功

注：图片来源于国家体育总局版的健身气功——六字诀

（6）吹字功，补肾气

吹，读（chuī）。口型为撮口，唇出音。呼气读吹字，足五趾抓地，足心空起，两臂自体侧提起，绕长强、肾俞向前划弧并经体前抬至锁骨平，两臂撑圆如抱球，两手指尖相对。身体下蹲，两臂随之下落，呼气尽时两手落于膝盖上部。随吸气之势慢慢站起，两臂自然下落垂于身体两侧。共做六次，调息。吹字功可对治腰膝酸软，盗汗遗精、阳痿、早泄、子宫虚寒等肾经疾患。

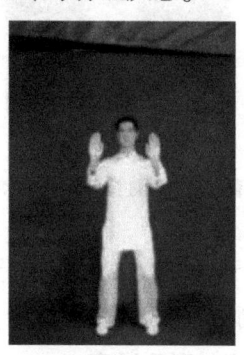

图55　吹字功

注：图片来源于国家体育总局版的健身气功——六字诀

(7) 嘻字功，理三焦

嘻，读（xī）。口型为两唇微启，舌稍后缩，舌尖向下。有喜笑自得之貌。呼气念嘻字，足四、五趾点地。两手自体侧抬起如捧物状，过腹至两乳平，两臂外旋翻转手心向外，并向头部托举，两手心转向上，指尖相对。吸气时五指分开，由头部循身体两侧缓缓落下并以意引气至足四趾端。重复六次，调息。嘻字功治由三焦不畅而引起的眩晕、耳鸣、喉痛、胸腹胀闷、小便不利等疾患。

方法六　五行音乐

五行音乐疗法首见于《黄帝内经》，是运用以五音"角、徵、宫、商、羽"中某一个音为主调的音乐，并遵循五行生克制化规律来治疗疾病的一种方法。《黄帝内经》中

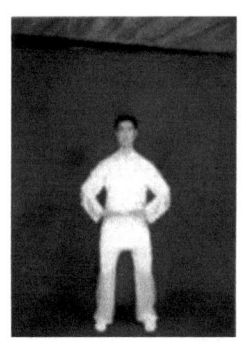

图 56　嘻字功

注：图片来源于国家体育总局版的健身气功——六字诀

记载：角为木音通于肝，徵为火音通于心，宫为土音通于脾，商为金音通于肺，羽为水音通于肾。意即五音与五行、五脏相通，与七情亦是联系紧密。

使用五行音乐疗法，通过调试音乐，影响体内"气"的运行方式，分别顺应木气的畅达、火气的升炎、土气的平稳、金气的内敛、水气的潜降，进而达到气血运行的通畅与协调、脏腑功能运行的稳定以及改善身体不适的效用。

(1) 角音

角音，相当于简谱中的"3"，调畅平和、亲切爽朗，有"木"之特性，与五脏之"肝"相对应，可促进气机的宣发和畅达，多用于治疗肝气郁结、急躁易怒等肝胆系疾病。如《高山流水》《春风得意》《江南丝竹乐》等。

(2) 徵音

徵音，相当于简谱中的"5"，旋律轻松活泼、热烈欢快，有"火"之特性，与五脏之"心"相对应，具有"炎上、蒸腾"之意，可用于治疗过喜伤心所致的心气不足、精神涣散。如《紫竹调》《喜相逢》《狂欢》等。

(3) 宫音

宫音，相当于简谱中的"1"，风格悠扬沉静、淳朴庄重，有"土"之特性，与五行之"脾"相对应，具有"承载、运化、收纳"之意，可治疗思虑过度导致的脾胃虚弱、食欲减退。如《月光奏鸣曲》《花好月圆》《平湖秋月》等。

(4) 商音

商音，相当于简谱中的"2"，格调高亢悲壮、铿锵有力，有"金"之特性，与五行之"肺"相对应，可调节气机的宣发与肃降，可治疗过悲伤肺所致的肺气虚弱、宣降失常。如《黄河大合唱》等。

(5) 羽音

羽音，相当于简谱中的"6"，风格苍凉柔润、凄切哀怨，有"水"之特性，对应五脏之"肾"，可促进全身气机的潜降，可治疗过度恐慌所致的肾气亏虚、肾不纳气。如《昭君怨》《春江花月夜》《二泉映月》等。

参考文献

[1] 徐立成．实用乳腺外科学［M］．长春：吉林科学技术出版社，2019．

[2] 杨宇飞，陈俊强，吴瑾，等．临床肿瘤康复［M］．北京：人民卫生出版社，2018．

[3] 田岳凤．医养结合未病先防才健康［M］．太原：山西科学技术出版社，2021．

[4] 李柳宁主编；刘伟胜主审．癌症中医特色治疗方法与调养［M］．北京：化学工业出版社，2016．

[5] 马胜林，邓清华，潘月龙，等．常见肿瘤诊治与康复［M］．杭州：浙江大学出版社，2014．

[6] 谢梦洲，朱天民．中药药膳学［M］．北京：中国中医药出版社，2021．

[7] 彭成．中药药理学［M］．北京：中国中医药出版社，2021．

[8] 姚勤，谷巍，陈孟溪．抗癌中草药彩色图谱［M］．长沙：湖南科学技术出版社，2020．

[9] 严蔚冰著．全国中医药行业高等教育"十三五"创新教材 中医导引学［M］．北京：中国中医药出版社，2017.08．

[10] 乔熛，侯文编著．二十四式太极拳［M］．郑州：河南科学技术出版社，2013.01．

[11] 邱慧芳主编．六字诀［M］．长春：吉林科学技术出版社，2009.08．

[12] 吴慎著；高益民主审．黄帝内经五音疗疾中国传统音乐疗法理论与实践［M］．北京：人民卫生出版社，2014.08．

[13]（清）邵炳扬辑．经验方［M］．北京：北京图书馆出版社，1880．

[14]卞兆祥，赵中振主编．百病食疗［M］．北京：中国中医药出版社，2019.04．

[15]谢英彪，王天宇主编．实用老年病食疗［M］．上海：上海科学技术出版社，1998.05．

[16]吴玉生编著．常见肿瘤病中西医诊疗与调养家庭实用版［M］．广州：广东旅游出版社，2002.07．

[17]彭铭泉主编．中国药膳学［M］．北京：人民卫生出版社，1985.10．

[18]王仙舟等编．华夏药膳保健顾问［M］．北京：华夏出版社，1990.06．

[19]彭铭泉主编．中国药膳大典［M］．青岛：青岛出版社，2000.07．

[20]（宋）陈自明撰．妇人大全良方［M］．北京：人民卫生出版社，1985.11．

[21]陈熠，丛众主编．肿瘤单验方大全［M］．北京：中国中医药出版社，1998.06．

[22]金福男．中医活套［M］．北京：中国中医药出版社，2018.01．

[23]（清）吴谦著；刘国正校注．医宗金鉴［M］．北京：中医古籍出版社，1995.05．

[24]赵建成，谢继增，杨建宇主编．肿瘤方剂大辞典［M］．北京：中医古籍出版社，2009.04．

[25]上海中医学院伤科教研组编．中医伤科学讲义［M］．北京：人民卫生出版社，1960.12．

[26]顾奎琴主编．中国食疗大全［M］．北京：科学普及出版社，1997.01．

[27]顾奎琴，沈卫总主编；赵付芝主编．肿瘤病食疗补养［M］．北京：人民军医出版社，2003.10．

[28] 王芳编著. 癌症病人饮食保健指导书［M］. 天津：天津科学技术出版社, 2016.03.

[29] 李佩文, 李学主编. 放化疗调养与护理［M］. 北京：中国中医药出版社, 1999.05.

[30] 俞长芳编著. 滋补保健药膳食谱［M］. 轻工业出版社, 1987.12.

[31] 蔡光焰编. 中华粥谱［M］. 北京：中国农业科技出版社, 1995.02.

[32] 刘傲阳主编；孟建, 朱世成, 李建民副主编；杨大昭, 于敏, 朱东等编. 新编大众滋补1000种［M］. 天津：天津科技翻译出版公司, 1995.04.

[33] 王芳编著. 癌症病人饮食保健指导书［M］. 天津：天津科学技术出版社, 2016.03.

[34] （明）陈实功编著. 外科正宗［M］. 北京：人民卫生出版社, 1956.06.

[35] 闫国强, 李宝芬, 徐湘江, 黄玲, 徐树岭, 丁洪青主编. 中西医结合医院中医药文库中药学知识问答［M］. 石家庄：河北科学技术出版社, 2013.06.

[36] 杨志敏主编. 每日一口秋膳［M］. 广州：广东科技出版社, 100.

[37] 郭霞珍主编. 经典茶饮保健方选粹［M］. 北京：人民军医出版社, 2005.10.

[38] （汉）张仲景撰. 伤寒论［M］. 北京：中国医药科技出版社, 1991.07.

[39] 王怀隐. 太平圣惠方［M］. 北京：人民卫生出版社, 1958.09.

[40] 张树生, 傅景华主编. 中华养生药膳大典［M］. 北京：中国国际广播出版社, 1992.11.

[41] 李英民, 李贵兴, 褚秀玲主编. 中兽医方剂诠解［M］. 济南：山东科学技术出版社, 2015.07.

［42］梁佩仪编著．成人病食疗汤水［M］．广州：羊城晚报出版社，2004.10.

［43］赵映前主编．家庭药膳全书［M］．武汉：湖北科学技术出版社，1997.01.

［44］周岱翰，林丽珠编著．中医肿瘤食疗学［M］．贵阳：贵州科技出版社，2012.01.

［45］孙丽红主编．何裕民精准饮食抗癌智慧生了乳腺癌怎么吃［M］．长沙：湖南科学技术出版社，2021.10.

［46］胡晓峰编著．恶性肿瘤病中医食疗验方［M］．沈阳：辽宁科学技术出版社，1999.01.

［47］赵映前主编．家庭药膳全书［M］．武汉：湖北科学技术出版社，1997.01.

［48］程爵棠，程功文主编．中国丸散膏丹方药全书 肿瘤［M］．北京：学苑出版社，2010.08.

［49］李刘坤著．偏方验方治百病［M］．北京：中国轻工业出版社，2007.01.

［50］顾奎琴主编．药膳粥谱［M］．广州：广东人民出版社，1994.10.

［51］党毅，张仁庆编著．营养汤谱家庭自制保健汤300例［M］．北京：经济日报出版社，1995.09.

［52］姚海扬编著．中国食疗大典［M］．天津：天津科学技术出版社，1994.05.

［53］庞杰主编．国医精华药膳防治失眠药膳大全［M］．北京：中国医药科技出版社，2012.04.

［54］楼一层主编．中医药与保健［M］．武汉：湖北科学技术出版社，2010.02.

［55］叶任高，陈国姿主编．家用食疗补养大全［M］．北京：人民军医出版社，2004.01.

［56］黄燕，王新志编著．中医脑病主治医生480问［M］．北京：中国协和医科大学出版社，2011.09.

[57] 贾镭，宋春梅，高永瑞主编．临床营养学（第2版）[M]．北京：人民军医出版社，1991.12.

[58] 王廉，杨海清等编著．营养保健粥谱 [M]．北京：农村读物出版社，2001.02.

[59]（唐）孙思邈撰．备急千金要方 [M]．北京：中版集团数字传媒有限公司，2020.12.

[60][日]丹波元坚编．杂病广要 [M]．北京：人民卫生出版社，1983.03.

[61]（清）郑梅涧著．重楼玉钥 [M]．北京：人民卫生出版社，1956.05.

[62]（汉）张仲景著．金匮要略 [M]．广州：广东科学技术出版社，2022.02.

[63]（清）吴瑭著．温病条辨 [M]．福州：福建科学技术出版社，2010.07.

[64]（金）李东垣著．内外伤辨惑论 [M]．北京：中国中医药出版社，2007.08.

[65]（明）张介宾著．景岳全书 [M]．北京：中国中医药出版社，1994.05.

[66]（明）王三才，（明）饶景曜．医便 [M]．北京：中国中医药出版社，2014.12.

[67]（宋）太平惠民和剂局编；刘景源点校．太平惠民和剂局方 [M]．北京：人民卫生出版社，1985.10.

[68]（元）沙图穆苏编．瑞竹堂经验方 [M]．上海：上海古籍出版社，1991.04.

[69] 王清任·清．医林改错 [M]．上海：上海卫生出版社，1956.09.

[70]（明）薛己著．内科摘要 [M]．北京：中国医药科技出版社，2019.07.

[71]（宋）钱乙著；王萍芬，张克林点注．小儿药证直诀 [M]．南京：江苏科学技术出版社，1983.12.

[72]（明）陈自明编著；（明）薛立斋注．校注妇人良方 [M]．上海：科技卫生出版社，1958.12.

[73]（金）张元素著．医学启源 [M]．北京：中国中医药出版社，2019.05.

[74]（清）王维德著．外科证治全生集 [M]．北京：人民卫生出版社，1956.10.

[75]（清）鲍相璈撰．验方新编 [M]．天津：天津科学技术出版社，1991.02.

[76]（晋）葛洪撰．肘后备急方 [M]．北京：人民卫生出版社，1956.

[77]（清）陆子贤著．六因条辨 [M]．山东：山东科技出版社，1982.

[78]（明）王肯堂著；吴唯等校注．证治准绳 [M]．北京：中国中医药出版社，1997.06.

[79]（清）王洪绪著．外科全生集 [M]．上海：上海卫生出版社，1956.